LOCUS

LOCUS

LOCUS

LOCUS

mark

這個系列標記的是一些人、一些事件與活動。

Mark 186

病非如此：
一位人類學家的母女共病絮語

作者／劉紹華
責任編輯／李清瑞
封面設計／簡廷昇
內頁排版／宸遠彩藝

出版者／大塊文化出版股份有限公司
105022 台北市南京東路四段 25 號 11 樓
www.locuspublishing.com
locus@locuspublishing.com
服務專線／ 0800-006-689
電話／（02）8712-3898
傳真 ／（02）8712-3897
郵撥帳號／1895-5675
戶名 ／大塊文化出版股份有限公司

法律顧問／董安丹律師、顧慕堯律師

總經銷／大和書報圖書股份有限公司
新北市新莊區五工五路 2 號
電 話／02-89902588
傳真／02-22901658

初版一刷／2023 年 8 月
初版二刷／2023 年 10 月
定價／380 元
ISBN／978-626-7317-38-9

病非如此

一位人類學家的
母女
共病絮語

劉紹華 —— 著

Table of Contents

目次

Prologue
序章

旅程起點

小美

雅康健身中心大門緊閉，如常準時來此運動的小美錯愕地站在那裡，思忖道：「平時連假日都開放的，今天怎麼了？」順著心裡冒出的大問號，小美到處看了看，但沒找著公告，也沒見到平日進出熱絡的健身退休族，令她有點挫折。

就像近來生活中無時不在的困惑一樣，小美又默默地吞下了一大早的懊惱，轉身離開。健身中心距離住家只有三個公車站，今天天氣不錯，陽光煦煦，沒做成運動的小美，決定走路回去。

二十五年前，小美五十六歲，開始日日早起運動。在此之前，她沒有為了休閒而運動過，只有為了生活而不停地勞動。

那是一九九八年，小美的么女半哄半騙地，帶著母親走進新潮的亞力山大健康休閒俱樂部。那時，小美仍未從六年前丈夫離世的傷痛哀怨中走出來，也才從七年前罹患乳癌的身心折騰中緩慢修整，沒想到么女又竟然決定放棄香港《明報》駐台記者的好工作，前往陌生危險的柬埔寨參與國際發展。那是一個小美從未聽聞的國度，以為名字看起來就很偏僻落後，小美疑惑國際發展到底算哪門子工作？

小美總覺得么女像一只風箏，小時候和她很親密，上中學後離她愈來愈遠，此時不知又要飛到哪裡？小美只能手裡緊緊抓著另一端的線頭，生怕斷了線，女兒就不見了。她不知這只風箏何時才會飛累了，落地，回到她身邊。想到這，小美經常淚眼婆娑地看著么女，希望她不要遠行。女兒不知所措，在朋友的建議下用掉個把月的薪水幫母親加入亞力山大。

一開始，小美不肯去亞力山大，也不敢去。女兒深諳母親的儉省情結，便告訴她入會費和年費已簽約繳交，無法退還。小美才如劉姥姥進大觀園一般，從此愛上健身中心，迅速蛻變成游泳和瑜珈達人，交友親密。半年後女兒從柬埔寨返台探望，哥哥去機場接她時開玩笑地彙報母親近況：「妳娘變成女同志了！」

小美人生大轉彎。

健身中心裡像小美一樣、甚至比小美年長的女性愈來愈多，同齡男性明顯較少，婆婆媽媽們一起運動、玩樂、輪流請客聚餐。一向節儉也不肯兒女花費的小美，竟然開心吆喝著十幾位阿姨大媽讓么女請客吃飯，還要大家隨意盡興點餐，令小女兒大開眼界，覺得那一、兩個月薪水繳給健身中心的投資報酬率簡直就像火箭昇天。

只是終究，歲月不留人，二十幾年過去，小美的同伴漸漸凋零，像她這樣還去健身中心的八旬老人，很少見了，而她固定運動的時間也隨著年紀遞減。

近十年來小美也很少走路往返健身中心，除了節省體力的考量外，老人搭公車有敬老卡，不搭白不搭，像小美這樣盤算的阿公阿嬤很多。他們是創造台灣經濟奇蹟的一代，是奠定台灣得以促成健保的一代，但他們之中的多數人卻是到了退休乃至晚年時，才開始學習善待自己，享受福利。

這一天，在健身中心吃了閉門羹，返家路上，小美心裡一直冒出問號：「今天真是奇怪？」早上剛過八點，路上不像平常一樣繁忙，車子不多，偶爾有人走路，「今天是星期六、還是星期天？」可是，健身中心週末不開放也沒道理。總之，小美看不出來今天究竟是星期幾。

小美穿著赭紅色的羽絨外套走了三個公車站的距離，流了點汗，爬上樓梯開門進入位於三樓的家。屋裡很安靜，就像尋常日子一樣，孩子們出門上班上學，留她一人在家，孤伶伶的。

每次遇到時間的困惑，小美就盯著牆上的月曆和日曆仔細瞧，想從中找出一點時間的蛛絲馬跡。一進門，小美慣常地走近掛著日曆的那面牆。「大年初一」，日曆寫著。小美又走去另一面牆上看月曆，翻開的這一頁上確實也有「春節」，大紅字。

「原來今天過年啊！」小美才知自己忘記了。孩子們還在為除夕守歲的玩樂補眠。

這座城市，宛如跟小美一樣，也忘記今天過年了。沒有鞭炮聲、沒有一地的紅色鞭炮屑、沒有節慶音樂穿透大街小巷、沒有路人相逢便道恭喜、沒有張燈結綵的隆重儀式感、沒有親戚早起拜年的人情味。小美熟悉的親朋好友多已離去，晚輩們已不時興初一早起給長輩拜年。

啊，關於春節的記憶彷彿已從這個城市的腦中兀自消失，如同時間感也莫名地從小美的腦中移除了。

小美也不記得，這並不是她第一次忘記春節。前一年，二〇一九年春節前，跟往年一樣，小美在廚房裡忙得團團轉，獨自操持滿桌大菜讓她又累又忙而脾氣不好，孩子們總躲得遠遠的，免得自找麻煩。長年來，除夕那天是沒有午飯可吃的，肚子餓的人自行解決。直到孫子出生後，小美才勉力端出除夕午餐。只是，二〇一九年這一天兒女媳婦們有點困惑，竊竊私語：「今年這麼早就開始準備年夜飯，是因為媽做菜的速度變慢了嗎？」但大家依然不敢發問，面面相覷一旁偷笑。

快中午了，小美突然從廚房裡冒出來斥喝：「你們在幹什麼？要拜了，桌子還不拿出來？」

一陣混亂後，大家才發現小美把小年夜當成除夕夜了。小美看著日曆，很懊惱，默默地沒說話。二〇一九的春節，一家人將錯就錯地提前一天吃了年夜飯，成為小美病後的經典笑話之一。

小美忘事搞出來的飛機，在家中造成的氣氛，從最初的困惑、緊張、不安，逐漸摻和了笑鬧、隨興、開懷。小美對於他人如何看待或談論自己的迷惘舉措，也從非常敏感的反應，轉變為漸漸接受了失憶忘事的現實。小美逐漸對人生舉手投降，不再掌廚。

二〇二一年的春節因為疫情之故，一家人實驗性地吃起外帶年夜飯，只是，兒孫的味蕾都被小美慣壞了，口味不對。二〇二二年起，當了小美二十二年的媳婦，終於接棒鍋鏟，在大姑的協助下，籌備年夜飯，小美終於讓出她既勞心負重又霸氣主掌了一輩子的廚房領地。小美聲名在外的高明廚藝，正式走入歷史，但活在所有家人和眾多親友的舌尖記憶之上。

小華

英語有句俗諺：「好奇心殺死一隻貓。」小華常說自己就是那隻九命貓。她對這個世界充滿好奇，上山下海各地跑，歡樂有趣的事暫且不提，小華見識過的恐怖世面真不少：跑過華航空難新聞、上過保釣採訪漁船、在柬埔寨等貧窮國度做過國際發展、在尼泊爾陷入毛共暴動烽火之中、深入四川山區的毒品與愛滋重災區、拜訪過中國各地的艱苦麻風村，總之，她看過形形色色的不平、不美與不善。朋友都說小華儼然無所畏懼，但小華認為自己只是神經粗，不懂得怕，更有可能的是過度的好奇心壓過了恐懼感。

可是，這天小華失去了膽子，受到驚嚇暈倒在地。嚇她的是位醫師。

小華感到不舒服一、兩年了，近半年也久咳不癒。她一向感到身體不對勁就會去看醫生，但這段時間以來她陸續看了不同的科別，都沒有找出問題癥結，甚至還曾有醫師懷疑地詢問小華的不舒服是不是「主觀感受」。但小華自知並非刻意忽略、亦非無端臆想身體不適的人。

自二十多歲有了第一份正式的媒體工作起，小華就為自己買了醫療保險。她自忖既然父母都生過病，自己便應當多留意，買保險是預防萬一生病了也不要給家人帶來過重的負擔。就在這樣反覆追索身體不適原因的過程中，在一次定期的電腦斷層（CT）追蹤檢查時發現陰影，被轉診胸腔外科。從來就自立自強的小華，仍然獨自去醫院聽候命運審判。

這一天，小華進入診間坐下來，醫師就開始劈里啪啦：「我看淋巴瘤的可能性比較大，要開刀取檢體化驗。……長得好快啊，去年照的時候還沒有、是乾淨的，齁，長得好快啊。」

聽到「淋巴」兩字小華很震驚。小華二十四歲那年，父親胃癌惡化淋巴轉移過世，從此小華便對淋巴產生快速把人帶走的刻板印象。她不知道的是，實質固態瘤轉移淋巴和血液惡性疾病中的淋巴瘤，不是同一回事，通常前者表示很嚴重了，而後者的治癒率高。但此時仍不認識淋巴瘤的小華聞之色變，她想起父親離開得太快了。

醫師仍自顧自地說著，小華無法專心，努力穩住自己，慢慢吐出話：「醫生，不好意思，我有點暈，你可以說慢一點嗎？」

「妳頭暈……」醫生正回話時，小華便從椅子上跌落，暈了過去。

人聲依稀從遠處傳來，模糊不清，小華張開眼，白色牆面和天花板的線條都不是垂直或水平的，像坐在側飛的機體上會看到的那種斜槓地平線。小華正困惑自己在哪裡，突然又聽見那個醫師說話：「啊，妳嚇死我了，我還沒有在診間碰過這種事！妳會暈倒，妳的心臟科醫師是哪個？我要跟他說。妳嚇死我了！」小華才知道原來自己躺在地上，正欲起身時，醫師大喊：「妳不要動！」此時她才看見醫師仍安坐椅上，居高臨下地瞅著她。

小華恢復了往常的鎮定，心裡正嘀咕著：「病人都昏倒了，你這個醫生連移駕來看一下都沒有，只會大叫，太糟糕了吧？」護理師突然拿來一個枕頭要小華靠著休息，小華細聲問她：「我暈了多久？」護理師回說十五秒。小華腦子繼續轉動，想知道自己發生了什麼事。

她只記得，那位醫師一直說：「長得好快、長得好快……」她便想到事母至孝的父親臨終前難以言喻的痛，讓婆婆白髮人送黑髮人，然後母親閃過小華腦子，之後，小華就不記得了。

護理師送小華離開診間，在候診室椅子上坐著，倒了一杯溫水給小華，低聲安慰，也像表達對醫師的不滿：「他說沒見過病人昏倒？我有見過幾次。」

護理師堅持小華要連繫親友來接送才能離開。小華向護理師道謝，感謝她的溫暖照顧，答應她會遵照要求。

小華坐著靜靜地喝完水，正模模糊糊地似想非想時，手機響了，是台北榮總好幾任以前的老院長彭芳谷教授來電，他是小華二十多年的忘年之交。八十八歲的老院長問小華醫師怎麼說，小華告訴他自己剛才暈倒了。

彭教授的反應是：「妳的膽子這麼大，什麼場面沒見過，怎麼還會暈倒呢？」

小華把自己對淋巴、父親、母親的聯想告訴他，老教授說：「啊，妳那是害怕繼續想下去的自我保護機制，沒事的。」小華請老教授放心，說朋友一會兒就來接她。

其實，小華尚未聯繫任何人。長年以來，身為老么的小華過得自由自在，沒有婚育負擔，工作良好穩定，相比於兄姊的龐大壓力，小華總有心理準備自己可能是家裡的最後支柱。她萬萬沒想到，自己一向努力不給家人添麻煩，盡力穩住自己期許以為家人後盾，卻居然在家中出狀況時，捅出了這等大事。她覺得憂慮愧疚，不知如何面對母親和家人。不過幾天前，母親才被確診罹患初期阿茲海默症（Alzheimer's disease），更早之前，哥哥身體不適，心臟裝上支架。想到這裡，小華覺得說不出口，她怕把母親驚嚇到立刻惡化，也怕讓哥哥血壓破表。

小華打電話給一向信賴的點點，她是細心卻不囉唆的好朋友，但幾次電話都撥不通。思慮雜沓而至，小華心想：「要找誰呢？」她覺得當下要把事情說清楚很費力，說話不是她此刻想做的事。此時，小華被自己的人設困住了：一向報喜不報憂，習於協助照顧他人，卻還沒學會示弱的美德和被照顧的藝術。好多名字浮上念頭，又一一沉下。

小華突然想到老師：「一定得跟他說。」下個月就要舉辦的兩岸學術營隊，她顯然去不成了，得盡快跟他交代。

深呼吸一口氣，小華撥了電話，接通了，她話說得氣虛：「老師，我生病了，不能去內蒙古了。」老師認識的小華從來都是活力飽滿，說話直截了當，沒見過她如此虛弱微渺。問清楚狀況後，老師要小華別離開醫院，他立刻過來接她。掛上電話，小華低頭長吁，眼淚掉落在褲管上，她伸手擦拭，淚漬卻愈抹愈深愈寬，大腿也感受到了濕涼。

見到面時，老師臉色凝重，好在沒有連珠砲似地追問，小華鬆了一口氣。眼下，她只想當個不說話的傻子，隨波逐流。

老師問小華要去哪裡？看著戶外高照的艷陽，人潮熙來攘往，浮世如常，小華脫口而出：「我想去動物園。」

老師愣住了，「動物園？」

小華不由得想要彌補自己，「我一直想去動物園，都沒時間去。」

端直溫讓的老師沒再說什麼，領著小華搭上計程車，首次踏入台北市立動物園。盛夏的烈日下，汗流浹背，朝著長臂猿吼聲的方向，兩個人類學家走進新世界。

小美是我父親喚我母親的小名，小華是我父母叫我的小名。二〇一八年七月，母親和我接連確認罹患「世紀之症」，母親診斷為阿茲海默症初期，而我得了癌症，只是一個月後，才確診為淋巴癌一期。

母親與我同時生病，對於家人的打擊重大，照護人手嚴重不足，家中混亂了一段相當長的時間，各種情感情緒，正面的、負面的、深沉的、突發的、莫名的、主動的，全都冒了出來；生病的人不好過，沒生病的人也不好過。

然而，數年間，後續的發展則是，各種沒想過的生命經驗，正面的、負面的、堅固的、新生的、美妙的、創造的，也都一一發生；沒生病的人很驚奇，生病的人更驚奇。

不論生病或康復，變壞或變好，都不是跨過一條界線那麼簡單的事，而是得經歷一段來回反覆的灰色地帶。但是，大部分的人不明白這個事實，因而對疾病和病人有很多誤解，或者，知易行難。生病與康復都是一趟旅程，只有走過才知道風景微妙，不管是否喜歡。

母親的病徵陸續出現時，她很恐慌不安，經常掩飾否認自己的不對勁，彷彿藏著掖著就可當它不存在了。我非常理解母親的恐慌，甚至相信她一定比我生病時還要無助。我與母親的情況則大不同，我彷彿以為所有的身體不對勁都可能與我罹患的疾病有關，一一主動告訴醫師，儘管醫師從沒要我交代什麼。

母親和我的反應異同，都與我們各自的疾病屬性有關。

雖然我們罹患的都是所謂的世紀之症，但癌症可能治癒康復或成為慢性病，我有理由對治療充滿希望，相信這段疾病旅程只是暫時性的苦痛。然而，挑戰母親的是與老化密切攸關的腦部退化性疾病，她不會好起來了，無疑是一種看不見希望的下墜狀態。我能體會到母親是這樣感受的。

我雖然與母親的處境不同，但生命都曾被打趴在地的交集經歷，讓我對母親的不安感同身受。

五年過去，我早已好轉，恢復健康活力；母親則進入疾病的中後期階段。我們生命共同下墜的交會已然過渡。我的身體變好了，母親的腦部卻更退化了。

唯一堪為安慰的是，儘管母親的狀況惡化，但就心情而言，隨著記憶的包袱不斷破洞，母親彷彿進入一個愈來愈自由任性的狀態。如今的母親比較釋然、放鬆、可愛，經常有如返老還童般天真快樂。母親甚至遺忘了我生病的事，不過仍依稀留存著我身體不好需要有人照顧的印象，可見此事對她的衝擊至深已然刻畫腦海。

現在的母親就像個老小孩，由兒孫媳婦團團圍住照顧。因著她的變化，家人的關係好轉，輕鬆協調合作，也較能應付母親偶爾出現的失控狀況。而經歷過生死思索的我，也能用更為貼近病人的方式理解母親，並與她相處。

我想記錄自己和母親的這段生命旅程，儘管片段，但求誌念。記錄是為了母親、為了我自己，當然也是為了我的家人，裡面有他們已知的故事，也有他們不曾知曉的病人心聲。

而我畢竟身為醫療人類學者，也希望這樣的疾病與康復敘事，有助於其他的病人親友理解病中之人，並與之平和相處。

此書副標所說的「母女共病」，指的便是我與母親先後確診生病、家人同時面臨兩種重大疾病照護的處境。

在一般的醫療意義上，共病（comorbidity）其實意指為合併症，即與原發疾病同時或伴隨病發的一種或多種疾病，包括生理的和心理的疾病。此書所描述的我和母親的「共病」，雖非專業上的意義，但兩個世紀之症風暴同時降臨，對於一個家庭而言，在情緒、關係、照護等壓力和負擔上，實際上也儼然一個家庭生命共同體所承受的身心疾病合併症。

所以，書中所稱的「家人」便是集體性稱呼，可能是包含我在內的部分或所有家庭成員。兩個世紀之症同時發生在一個家庭之中，對於家人的衝擊著實很大，尤其是對得費力承擔關懷照護的成員而言。面對疾病時難免出現的手足無措和誤解、不經意的傷害或未接上線的關心等情況，具有普遍的家庭共性。因此，我以為無須特別指涉。除非特定情境外，我多以集體稱呼表達尋常情境或共同承擔。

母親罹患的阿茲海默症，是一種常見的「失智症」(Dementia)。失智症指的並非單一疾病，而是症候群。這個中文名稱有時為人詬病，認為字面意義指涉病人失去智力或智慧，但其實病人受損的是認知能力，所以被視為有汙名化之虞。我從母親在診斷後就對「失智」兩字很敏感的反應得知，這個用語的確可能讓病人和家屬感到不舒服。

然而，「失智症」一詞在台灣出現，卻曾經是進步的譯名，是在二十世紀末時，從之前更具明顯汙名性的「老人痴呆症」修改過來的用語。近年來，台灣仍常再度出現更名呼籲，主要的改變動機是擔心病人因「失智」被污名化而不願就醫診斷，或「失智」造成家屬對於認知性疾病的負面態度。

最常聽聞的建議是將之改為「認知症」，比照日本於本世紀初的更名「認知症」，香港繼日本之後更名為「認知障礙症」。其實，dementia 一字在英語語境中也有汙名爭議，因此不難理解此疾病概念在各地轉譯中激起的諸多討論與反思。

我雖然也不喜歡「失智症」一詞，但在本書中，當指涉廣義疾病名稱或各級政府的服務政策用語時，基於當前的用語事實仍稱之為「失智症」，其餘時候，多以失憶、認知功能障礙或認知疾病等描述性說法來指涉。

不過，儘管如此，我毫不否認既有用語下的努力，也明白要變更已沿用二十多年的疾病名稱所涉及的高度複雜性。只是，仍私心期待此認知性疾病症候群能有更合適的名稱。既然此疾攸關社會如何理解大腦認知，那麼，透過名詞的變更以改變社會認知，有其道理。

如同，今日的我們已甚少再稱癌症為「絕症」；儘管「聞癌色變」仍是常態，但那表達的可能多是對重症的憂心，並不一定是固著的態度。

重大疾病，無論叫做什麼名字，都是個人、家庭與社會的難題，但無論社會對其冷漠視之或友善以對，首當其衝的仍是個人與家庭。只是，他們的過關挑戰能否順利，社會安全網的密度與耐性如何，真是關鍵因素。

關於母親、我自己的人生、甚至所有人的未來，無人知道風暴何時會再來臨，但明瞭它總是存在於前方某處，畢竟那是生命的必然。不過，只要太陽當空在微笑，家人都盡力把握和母親相處的時時刻刻，而我也盡力在期許放眼未來之際勿忘享受當下。

這本書，就是記錄了我回望母親與我既各自經歷、又一同走過的重病旅程，包含了過去與現在，更懷有我們對於前景的心態與期盼。

沉舟側畔千帆過，病樹前頭萬木春。*

---

* 引自唐朝詩人劉禹錫回贈白居易的詩作，〈酬樂天揚州初逢席上見贈〉。

Chapter 01
第一章

跨越邊界

「來，跟著我喊，一、二、三、四……要呼吸喔，喊出來就不會忘記呼吸喔。」青春教練帶著大家跳活力有氧，這是小美喜歡的課程。

小美是健身中心裡這節課的「元老」，不只參與得最久，也是年紀最長的學員。小美動作敏捷，活力十足，都能跟上快速變化的節奏，教練時常公開稱讚她，偶爾還用小美的手機錄下她的表現，讓小美拿給家人看，兒孫們都鼓掌叫好。

但是，小美今天覺得不對勁。剛才那個麻花步後的 Pony 跳，小美突然覺得有點暈，她又試了一下還是覺得不穩，不敢再跳了，慣性地原地踏步。教練和同學繼續奮力跳，小美站在一群不停搖擺的身體中，顯得突兀。奇怪的感受突然來襲，令小美覺得挫折，甚至感到威脅，那些快速晃動的手臂看得她頭昏眼花，一向喜歡的動感音樂也變成令人心煩的噪音。小美默默地離開隊伍，教練跟她招手，她也沒看見，兀自低頭思忖：「今天的課沒法上了。」心事重重地走向淋浴間。

幾天後，疫情又起，再度封鎖，健身中心又去不成了。小美獨自在家悶得慌，常忘了健身中心關門又跑去，吃了閉門羹才無功而返。家人找來長照居服員，小美還是往外跑。熬了兩個月後才又解封，小美重返健身中心時，覺得體力下降了，很多課程都讓她感到吃力，但她還是固定一早就到健身中心報到。只有週末孩子們在家時，小美才願意待在屋裡。

二〇二〇年的父親節正好是星期六，為刺激經濟而發放的「動滋券」本週開始使用，小美開開心心地跟著家人到迪卡儂逛街採購。小美最喜歡兒子和孫子陪伴出門了，他們總能逗得她笑嘻嘻。

店裡人山人海，孫子們去看他們喜歡的運動用品，小華幫小美挑選運動衣。試穿的隊伍排得好長好長，小美開始不耐煩，跟小華說不要試了。小華又挑選了不用試穿的運動襪，沒想到結帳的隊伍更長，小美更不耐煩了。

龐雜的人潮噪音讓占地不小的空間也顯得擁擠不堪，小美覺得煩躁，臉色變得黯沉。家人對小美的反應很敏感，決定盡快離開賣場。

小美的兒子去開車，小華牽著母親的手等在一旁。

突然，小美蹙著眉頭，欲哭無淚的樣子，轉向小華：「我現在好討厭自己！」

小美作勢敲頭，「我的腦子裡好像有什麼東西隔住了，什麼東西都變得模模糊糊的。」小美的聲音宛如泣訴。「我現在走路也覺得暈暈的，我怕跌倒。」

小華問母親：「妳覺得暈暈的，那妳在健身房還可以運動嗎？」

小美顯得無奈：「跳得比較激烈的我現在不敢做了，我就做瑜珈，慢的。」

看著小美憂心難過的樣子，小華一時無言，摟著母親瘦小的肩膀，想著：「意識到自己的腦子正在出亂子，卻完全無法知道是怎麼回事、將走向何方，一定是件很可怕的事。」

變化來得不像雷陣雨一樣，而是如同梅雨般，水氣緩緩瀰漫滲透，即使不舒服的感覺已有段時日，卻直至牆壁掉漆，症狀才具象地引人警覺。

二〇一七年四月，母親參加里辦旅遊團從武陵農場回來後，出現嗜睡情形，從白天睡到晚上，都沒起身觀看她最喜歡的八點檔連續劇，習慣的變動引起家人注意。三天後，身體一向挺直健朗的母親起床後站不穩，走路明顯偏斜。母親被送入急診後住院，診斷為「譫妄」（delirium）。

譫妄是一種急性腦症候群，常見的症狀如記憶力變差、失去方向感、語無倫次、焦躁、時空錯置、視聽幻覺等。民間對此常有「被附身」之說，或誤以為是精神疾病發作，因而令旁人害怕。這些症狀經過治療後，可能在數小時至數日內逐漸消失。至於誘發譫妄的原因，可能是高齡、疾病、感染、藥物交互反應、電解質不平衡等原因。失智症患者是此症常見的高風險群。

譫妄發作隔日下午，母親從昏睡中醒來，眼神迷離，虛弱地說：「紅線。三刻鐘。」並伸出左手，拇指點著中指和小指的掌指關節處。我以為母親作夢囈語，不以為意，安撫她一下，她又睡去。幾分鐘後母親再度醒來，重複說著同樣的話，做著同樣的動作，問我：「紅線呢？只剩兩刻鐘了。」這不像是隨機囈語了，時限的說法讓我慎重以待。

母親虛弱但明確地說給我聽：觀音菩薩告訴她，要她在三刻鐘內，在左手的中指和小指上繞紅絲線，她就可以過這一關，不然就過不了關。

聽到這裡，我哪管得上虛實真假、信或不信，立刻打電話囑咐家人。家中沒有絲紅線，家人緊急分頭去找，全力合作趕在母親說的時限前送到醫院。

母親一再勉強睜眼詢問催促，她的焦急讓我坐立不安。我走去護理台，詢問有無紅色橡皮筋，我強調「要紅色的」。護理師找了兩條給我，一個字都沒有問，不禁令我思索：「是不是他們明白病房裡的各種奇怪反應，早已見怪不怪？」

我把橡皮筋繞上母親的指頭，安慰母親先以此暫代，家人很快就會拿紅絲線過來。母親點點頭，又無力地閉上眼睛。

時間毫不留情地滴答流失。母親口中僅剩的兩刻鐘，也就是三十分鐘，就快要到了。終於，母親的長孫氣喘吁吁地衝入病房：「奶奶，紅線來了！」熱愛體育的高中生以冠軍速度一路跑來醫院，因為覺得等車太慢了。

終於繫上了紅絲線，母親吃力地坐起身，朝向床尾雙手合十念念有詞、叩拜再三，她說感謝站在那裡的白衣觀音，然後安心地躺下睡覺。

母親住院當天正巧是哥的生日，雖已近午夜，哥仍決定在母親病房吹蠟燭許願，祈求母親早日康復，給母親「沖喜」。母親手裡緊握著紅絲線仍在睡覺，家人移到隔壁的休息室點蠟燭切蛋糕，哥拿著一片蛋糕前去放在母親床頭，卻突然從母親病房奔出，低聲急切地向家人喊著：「你們快來看媽！」家人放下蛋糕，齊步快跑入病房，一夥人傻眼：母親正在病床上做瑜珈，劈腿伸展。母親看到我們很高興，如尋常般地玩笑調侃，不知道自己為何人在醫院。

母親就這樣戲劇性地恢復了。

✻　✻　✻

譫妄事件過後，家人認識到母親正在退化，也明白母親可能還會陸續出狀況，但對於母親每一回的不對勁是老化健忘或失智症反應，並無明確想法，也難以究竟；在忙碌焦慮的生活中，還在斷斷續續地勉力辨識母親的新狀況，也仍未真正改變理解和對待母親的方式。因為，生活本就充滿壓力，而母親雖已身陷內在改變的風暴之中，外觀上卻不一定看得出來，母親也正費力地想要維持原來的生活與姿態。所有人都仍然期待生活能維持不變。

但現實是，生命總是一直在變，日常生活更是難免。

之後一年多的時間，母親的狀況愈來愈多，家人才終於面對母親可能是失智症的問題，帶她去看神經內科，所幸母親也明白自己不對勁，並未抗拒去醫院。聽聞不少生病的長者不願去醫院。母親的配合或許跟她經常讓家人帶著去看不同的科別也有關，她可能分不清楚這次要看哪一科。

二〇一八年七月，做了很多檢測後，母親確診阿茲海默症初期。家人對於母親的諸多狀況終於有了一個醫學解釋。原來母親那些令人不安的言行反應都是失智症的問題：煮飯愈來愈鹹，因為會重複加鹽；剛洗完米，生米才入鍋就又在找米；一再重複買菜，把冰箱塞到爆，食物經常過期發臭；要倒水吃藥，走到飲水機前就忘了自己要幹嘛；在藥盒裡看見昨天忘記吃的藥，就一口氣連吃兩天分量；忘了吃藥怕被叨唸，便把藥裝在塑膠袋裡藏進衣櫥；常抱怨哪名親友跟她說了奇怪的話，令人傷心生氣；經常在找東西，咒罵誰誰誰又偷進她的房間拿走東西；為了不想東西再被偷走，費盡心思地藏起來，之後家人會在某個盒子、櫃子、抽屜、牆面、浴室、廚房的不同角落，發現食品、現金、剪刀、手飾、杯碗、甚至一堆衛生紙，琳瑯滿目，全是母親藏起來後就自己忘記的東西。翻出來的物品和藏匿的角落，經常令人匪夷所思。

不過，母親被發現藏東西的地方，全在她認定的自我地盤之內：她的套房和廚房。顯示母親的認知能力雖已開始陷入混亂，但仍有相對的邏輯性，這也是家人嘗試理解她每個行為動機與當下主觀時空脈絡時的索引。

儘管疾病的名詞貼在母親身上了，母親的身體仍然大致健朗，依舊每日去健身中心運動，繼續買菜替全家人煮飯。她看似不承認自己生病或想將此事擱置，堅持按照習慣過日子。母親腦子不好但筋骨好，行動力強，家人管不住，只得任她維持自主習慣。

畢竟生活總得繼續。且對於經歷了一輩子人情世故的長者來說，不想看人臉色過日子，擁有尊嚴與自由，並延續她「照顧全家」的角色功能，真是太重要了。

* * *

母親已然發現腦子不對勁，但仍努力自主生活，想到女兒即將經歷化療的艱難，甚至想要來我的養病住處親自照顧我。

我開刀檢驗後返家，母親大老遠地跑去買雞，要煮雞湯給我補身子。母親喜歡去不同的市場採買各式好食材，在台北的果菜市場、永和的傳統市場、家附近的黃昏市場，她都有偏好的攤商和講究。看著母親在溽暑天裡拎著大包小包的肉菜進門，在廚房忙進忙出，我囁嚅地跟母親懺悔：「媽，對不起，我都這麼大了，還讓妳擔心。」

母親沒有看我，始終埋頭理菜。靜默了好一會兒母親才說話，但仍未抬頭看我，似乎努力穩住微顫的聲音：「有妳這個女兒我很高興啊，從小就乖、懂事，又會念書，都不用我傷腦筋，」母親停頓一會兒繼續說：「還會賺錢。」

我沒料到，已經生病的母親會跟我說出這般溫暖的內心話。母親的話令我安心，甚至喜感浮現。原來，「會賺錢」是母親看我的優點啊，這我可從來沒想到。喝著母親的雞湯，身心都療癒了。

母親從廚房出來又補上一句，讓我眼淚奪眶而出，她說：「媽媽可以，妳也可以的。」

三十二年前，母親五十歲時罹患乳癌，走過完整的化療期程。當年台灣還沒有全民健保，化療的標準做法就是直接注射，造成藥物注入身體的那截血管受傷，即使癌症康復後也會留下後遺症，病人的一隻手臂血管從此失去彈性而無法量測血壓。當時也缺乏減緩化療不適的方法，治療的副作用更大。進入健保時代後，普遍的做法是在化療前先動個小手術裝入一截人工血管，等化療結束後再取出，以保護血管不受損。也就是說，當年要從癌症治療中順利康復，和醫藥更加發達的今日真不是同一回事。但是，母親堅毅地挺過來了，而且活得更為健朗。

冥冥之中，我也是五十歲罹癌，母親僅用簡單的一句話，便以她自身為例幫我打氣。即使自己生病了，母雞仍企圖引領小雞前行。

母親確診阿茲海默症前，有回我鬧著要她煮道我想吃的菜餚，她突然面有難色，說出令我印象深刻的話：「妳現在認識的媽媽，不是以前那個媽媽了。」母親這是在要求我了解她，還是她也正困惑於辨識那時顯得陌生的自己，並與過往的自己道別？

母親並非不明白自己的變化，但當我生病時，她仍想嘗試幫助女兒。

治療期間，有一陣子我乏人照顧。因為化療之故免疫力降低，大家庭的病菌傳染環境風險很高，我因而無法與家人同住。我曾一時找不到人手幫忙煮飯，令母親非常憂心。我向來不敢碰觸生肉，年輕時曾因此吃素七年，至今即使可以吃葷也依然只會烹煮素食。但是，正在接受化療的病人，亟需大量優質蛋白質。母親要求哥帶她來看我，並說要留下來照顧我。看著焦慮的母親，我想哭卻哭不出來。

成年後，我與母親之間最有默契的連結形式，就是母親的食物。每當我離家在外工作或求學時，返家前我總是先打電話向母親點好菜單，而母親也總是以食物呼喚我回家。曾經有過那麼一次，我與母親爭執後負氣不回家，兩個月後家人傳來母親的話，也只是簡單的一句：「我今晚要煮蚵仔麵線。」我就像接到了通關密語，摸摸鼻子放心地回家了。

病中的我多麼希望擁有母親的照顧啊。但母親並不熟悉我安頓休養的住處環境，我怎麼能夠讓初罹失智症的母親為了照顧我而搬來與我同住，陌生的環境會讓她的病症更為惡化。我看著坐在面前身形比我還嬌小的母親，聽她一再表達要留下來照顧我的話，我決絕地跟母親搖頭，要她放心，誆稱我可以照顧自己。仍然，母親幾乎要求我了。

那一刻，我深刻感受何謂為母則強。脆弱的母親不顧自身，仍想照顧脆弱的孩子。只是，年事已高的母親要引領我走出疾病困境，其實她得以力行心願的時間並不多了。

我和母親的疾病歷程很不同。我的病程主要分為兩個時期，六個月的治療期間，身心脆弱；治療一旦完成，進入康復期即生機處處，宛若「新」人，治癒在望。而母親的病程則是可預期的逐漸走下坡，若能不快速惡化，已是最佳狀態。

＊＊＊

細細回想，這些年來，母親其實斷斷續續地表達她自己的變化，其中不乏已是失智症的病癥。有些變化家人抓住了，有些則並未領會。

失智症初期，母親否認生病，可能並非真的缺乏病識感，而是不想在自身懊惱迷惘之際還要費力理會醫囑和家人的叮嚀，更不想從一個可以全然自主決策、行動的成年人，變回像小孩般令人擔心、要被人管的狀態。

母親其實早已觀察到自己的變化，深入且細微。只是，就像很多病人在診斷之前都可能刻意忽略變化一樣，不論是為了自我安慰還是暗自祈禱，母親也多把困惑與恐懼吞下肚，企圖掩飾，渴望繼續自主生活、運動逛街、照顧兒孫的胃口、享受大千世界。體內活力生機依然旺盛的母親，仍想奮力站穩腳步，仍期待明天會變好。

然而，儘管母親的自我人設猶在，在家人面前卻已幾近崩塌。

母親確診後，長達兩年左右的時間堪稱混亂的摸索期。這段期間，母親的狀況愈來愈頻繁，帶出門的鑰匙、錢包、帽子、衣服、雨傘等經常弄丟，事後多認定是別人偷了她的東西。家人擔心母親走失，試過各種方式：戴手環項鍊、追蹤器、手機定位，完全無用，母親依然聰明甚至狡猾，很會擺脫控制，儼然不肯就範。

那段期間，母親的狀況就像顆不定時炸彈，時不時莫名炸得家人血壓飆高、火冒三丈，原本平靜無波的居家日常，也可能瞬間變成高壓鍋。

當母親的病徵愈來愈明顯時，COVID-19的風險也兵臨城下。二〇二〇年的疫情風險中，白天獨自在家的母親仍照常自行出門，令人更為擔心。家人精疲力竭之際，終於想到必須為母親申請「長照2.0」的服務，讓專業的協助出手了。

聽聞有些家庭欲申請長照服務，會遭遇長者的強烈抗拒。所幸，家人幫母親申請時，雖然也花費不少口舌，但還算順利，並未瞞著母親進行，而是一再跟她說明溝通並獲得同意。

家人先打電話專線「1966」求助，對方聽到母親已有醫院的阿茲海默症確診證明後，區公所立刻安排會談時間，來到家中評估母親的狀況。家訪那天，家人連哄帶騙地跟母親說：「這是政府提供的免費服務，不一定一直都有資源，所以我們要先排上號碼才行。排上後不想要也可以不要使用服務，但此時不排，以後預算用完就沒機會了。」由於母親自己也意識到記憶力有狀況，家人的說詞亦能打動母親，所以，當長期照顧管理中心的照管專員來到家裡時，已經溝通過的母親基於來者是客的禮節，被問了相當多的問題，都有問必答，還一一表演她能做到的動作，配合地完成評估。

但是，該為母親安排哪一種長照服務呢？

家人考量到母親仍想去健身，也不習慣整個白天都離開家，更不認為自己虛弱到要人照顧的程度，所以並未選擇長時段在外的「日間照顧」（簡稱「日照」），而選擇短時數到宅的「居家服務」安全看視。幾天後，家人收到公文正式通知申請核准，母親雖尚未失能，但已有低至中度失智症，補助額度為四級。之後，居家服務提供單位的督導，帶著一位居服員前來拜訪母親。

即使只是「安全看視服務」，也得家人連哄帶騙，才終於說服母親接受一週三次、每次三小時的陪伴。

安全看視是母親能接受「照顧／約束」的上限。在失智症患者常見的心理需求中，像是維持自我認同、惦記原本的專長或職業、渴望與外界連結的感覺等，母親也都有明顯的類似反應。自己出門走走，尤其去健身中心，對於母親自覺還能隨興生活、融入喜歡且擅長的運動、維護自我認同與尊嚴，仍然十分重要。

因此，儘管母親接受了短時數的長照服務，仍經常讓居服員蔡小姐上門時撲個空。家人在桌上、門上、酒櫃上各處張貼大字報，提醒母親何時誰要來。初始有效，沒多久母親就視而不見，忘記叮嚀，隨心所欲地出門，去運動公園、去市場、去土地公廟。有時蔡小姐會在路上「撿到」母親，然後母親就一臉抱歉，直說忘了她要來。相處一段時間後，蔡小姐都知道在哪裡可能尋著母親了。

母親漸漸喜歡上居服員的陪伴，她陪著母親散步、聊天、唱歌、看電視、去上課程。但每次蔡小姐離開後，短期記憶已然受損的母親，立刻就忘了相處時的快樂，又回到不想跟「陌生人」在一起的抗拒情緒。

隨著母親的狀況愈趨明顯，要讓居服員來陪伴變得更為困難，後來便改由大嫂白天在家陪伴母親。曾經，家人為了讓大嫂有照顧喘息時間，又嘗試申請每週一次的居服員陪伴。

再度，與第一位居服員初見面時，母親非常歡喜開心，相處融洽，當家人正高興於留她們兩人獨處似乎沒問題時，沒想到兩個小時後，母親突然跑到家人房間詢問：「你為什麼要讓陌生人進來我們家？快點叫她走。你看我跟她聊這麼久，就是在探她怎麼會在我們家？快點叫她走……」隔週，母親甚至堅持居服員不離開她就不肯睡午覺。

後來又換了一位居服員，同樣地，母親想了解她來家裡的目的。母親的反應顯示出對陌生人在家感到不安，她想守護家庭，忙於「打探軍情」而難以放輕鬆。家人只好放棄再找居服員。

除了居家服務外，陸陸續續地，母親還是用上了「長照2.0」的其他相關資源，家人也盡力在日間分工，帶母親去醫院失智症共照中心和失智症社區服務據點（簡稱「失智據點」）上課，偶爾也去醫院參與阿茲海默症治療的實驗等活動。

一開始，母親很抗拒所有這些很像「上學」的活動，覺得一把年紀了還去上課，簡直莫名其妙。她對大嫂說：「要去妳自己去！」每回出門前千萬個不願意，極度排斥。

母親第一次踏入失智據點時，看見老師像在幼兒園一樣，放大音量、放慢速度對著高齡長者說話、教做緩慢健身操時，覺得很可笑。母親的形容是「他們好像瘋子、傻子」。

以往母親日日在健身中心參加的韻律肌力有氧、高級瑜珈等課程，都難不倒她，母親的身體能耐讓她覺得那些老人健身操真是太小看人了。家人則私下以為，母親和所有去上課的長者一樣，對自己沒有信心，缺乏安全感，擔心被家人「遺棄」在一堆老人中。

不過，有趣的是，出門上課前總是百般不甘願的母親，一旦進入教室，見到老師，立刻變身為小學生，積極投入，認真回應。

母親這一代人講究階序禮節，尤其尊重醫師、老師等專業權威。偶爾上課被老師點名示範時，母親也毫不羞赧，甚至常被同學推派為上台報告或寫白板的代表。母親上課時開心地勞作，下課後把盆栽帶回家繼續培養欣賞，還常獲得「獎狀」回家現給孫子看，祖孫角色互換，換孫子給阿嬤拍拍手。

母親下課時，大姊或大嫂總是站在母親出教室後第一眼就能看見的地方迎接她。這樣做是為了盡可能讓母親安心，避免產生「被拋棄」的胡思亂想，也好延長上課帶來的幸福感。

儘管如此，母親仍然在教室鬧失蹤過。某回上課正當收尾，在老師和志工們都沒注意時，母親不知何時從哪個門溜出去了，連在室外椅子上等候的大嫂都沒看到她。一夥人急得到處尋找，正想著是否要報警時，母親的大學生孫子因沒課而留在家中，突然在群組中報告：「奶奶剛剛回到家了！」家人和老師才鬆口氣。

＊　＊　＊

長照提供的社交活動與照護服務，讓失智症老人得以有機會出門走動暖身、上課刺激、社交互動，也讓承擔照顧重責的家人因而獲得喘息時間。就在這樣的長照協助下，二〇二〇年後，母親的新生活時程表慢慢成形，她逐漸接納並習慣了環境與活動的轉換。

未料，二〇二一年五月中旬，本土疫情突然大爆發，將一切打亂。因應疫情驟然升溫，從雙北到六都、以及老年人口比率特別高的幾個縣市，陸續宣布暫停日照和據點活動，以避免群聚感染。因疫情而來的封鎖與社交停滯，讓母親陷入和全台依賴長照服務的老人同樣的困境。如同學校關閉孩童返家一樣，老人的家屬成為二十四小時的照護承擔者，毫無喘息機會。

台灣有多少失智症老人受到疫情封鎖的影響？確實的數字不得而知，在此只能估算想像。

衛生福利部於二〇一一至二〇一三年委託台灣失智症協會進行流行病學調查，根據該協會網站提供的調查結果，估算二〇二一年失智症（包括極輕度與輕度以上失智症）盛行率為百分之七．六四，即三百九十四萬名六十五歲以上老人中，有三十萬人有失智症，約每十三位老人即有一位，而八十歲以上的老人，則約每五人即有一位失智症患者。

疫情當頭，無法出門的老人生活節奏突然改變，情緒與身心狀況受到的負面影響可想而知，家屬照護的困境重重。當時，我為了尋找讓母親在家運動和有助於家人理解母親處境的資訊，加入了幾個臉書的失智症家屬社團，因而得知許多老人失去日間或居家服務後的失控狀況，家屬的哀聲嘆氣此起彼落。母親的居服員和家人從不同管道獲得的資訊，也都直指防疫封鎖對老人的顯著影響。

疫情封鎖下的日常生活，雖然不分年齡族群全民都受影響，但多是暫時性的衝擊。而失智症患者因此出現的快速退化，卻不可逆轉。

然而，老人失去長照服務帶給家屬的憂心困境，卻只能由個別家庭自行承擔，政府或社會機制並未能提供協助。雖然中央政策提出家屬可以申請防疫照護假，但並未要求雇主給薪，對於許多家屬而言，仍是兩難處境；針對失智症老人的照護假，也未比照「孩童家庭防疫補貼」（國小以下及身障生），提供每人新台幣一萬元補助。老人的家屬全得自求多福。

生活驟變，長照的日照、據點與非必要居家服務（如陪同外出、散步服務等）幾乎全暫停，健身中心關閉，孤單的母親只好又往外跑。

母親總是不斷抗拒並打破家人企圖的約束，她的行徑除了反映原有的外向活力外，也是在忐忑中的摸索探底吧。那是在光亮與黑暗交界處的游移，飽富生命見識，卻看不清前方。

母親出門經常忘記戴上口罩，感染的風險讓家人極為憂慮。且家人也擔心，在此疫情嚴峻而台灣社會草木皆兵的敏感時刻，未戴口罩的母親在路上趴趴走，可能處處會被路人當面糾正或嫌惡閃避，不論是哪一種反應，都可能造成失智症患者的困惑、惱怒與情感受傷等負面情緒。偏偏負面情緒是失智症患者最應避免落入的狀態，那易造成病況惡化。

二〇二一年六月疫情封鎖期間，哥一度得以在家工作，大嫂後來甚至辭去工作，才能把母親守在家裡。這段期間，家人以電腦轉接電視，讓母親看著健身節目運動，以維持基本體力。

鑒於老人感染後的重症風險最高，尤其是八十歲以上長者，所以家人特別保護母親，減少家庭聚會避免群聚感染，母親因而連與家人的互動都大幅減少，見不到想念的兒孫令母親再三詢問掛念。

疫情期間，母親常跟家人數落我，說我「二十年沒回家了」，哪怕其實我們前一晚才見上面。也許，我接受治療時長期離家，母親雖已忘記原因，但對我的擔憂曾經太過掛心，即使事過境遷，只要見不到人，最為在意的情緒就主掌了印象。深刻的掛念會超越褪色的記憶。

二〇二一年秋季，疫情風暴趨緩後，就和全台眾多失智症患者受到的影響類似，母親退化了，進入阿茲海默症中度階段。隨著病情惡化，母親的病識感倍增，信心更為下沉。

所幸，此時家人已更為認識了母親的病症與處境，合力加速學習關於失智症的知識與應對之道，盡可能多方了解各種協助資訊，甚至預先認識未來可能用得上的服務，搜尋居家附近的資源，像是里長辦公室、社區關懷據點、「長照2.0」計畫的日照中心、以及「長照2.0」之外由民間社團與協會組織的各種活動等。簡言之，當母親的症狀更為惡化時，家人的理解與照護步伐也更趨向一致。

＊ ＊ ＊

失智症狀一再浮現的母親和癌症治療中變得脆弱的我，都處在邊界上。

在此之前，我從未想過，有一天我會用上這套我熟稔有餘的觀點，來理解母親和我的這段生命交會時刻。我的人類學研究讓我慣於「永遠處在邊界上」，那是一個來回進出隱微邊界的不穩定狀態，因為堅守模糊地帶，才能在其中探尋和理解不同世界的脈絡。這種狀態最適於思考，尤其是關於自身認同與位置的思考。

只是，以前的我未曾想過，處在邊界上對於生命的思索和昇華有利，卻也可能延長病中之人的困惑與苦痛。因為，多數時候，必須跨越模糊邊界，才有可能朝向穩定，或邁向新生。位於邊界上的處境若欲是福而不是禍，端賴對於前景能否有所期盼。

治療是我的擺渡人，得以協助我跨越有限可期的邊界之苦，只要前景在望，處在邊界上仍有新生的期待。但是，母親的擺渡人何在？母親正在經歷的生命過渡，是否還能有機會走向某種重生，而不僅只是一路失控漂流到生命的終點？

終點，缺乏下一個階段的盼望。無怪乎人類會發明宗教。凡人需要在這種看不見前路的過渡階段，想像有一條通向新生之路，好穩穩接住進退失據的人生時刻。

如母親這般的受困者，要能走出邊界，看似唯有二途。一是將自己交託予宗教。不論是何種信仰，對於溺水中人都是很大的心理慰藉，抽象超越的神聖意念最能給予救贖的支撐力，凡人的協助難以匹敵。只是，母親雖有一般的民間信仰慣習，卻未曾真正地走入宗教。

那麼，只能期待另一途了，那便是持續的退化才能帶領母親解脫。但可預期的是，在解脫之前，懊惱與煎熬必然四面埋伏。而什麼樣的生命方法，有機會讓母親在解脫前得以超越煎熬，享受某種新生呢？

從我自己生病後，到寫下這本書的過程中，我一直在思考這個問題。在接下來回望來時路的生活點滴絮語中，我以為那裡正蘊含著帶我們通往答案的方向。

＊ ＊ ＊

生病於我，有一個遺憾，那便是自己錯過了在母親失智症初期陪伴她的機會。那時的母親，應該如同低潮中的我，最是艱難孤寂。我接受治療的那半年，也是母親的症狀從確診到明顯惡化的第一段關鍵期。

那段時間，我與母親多以電話聯繫，有時跟她閒聊我的心情，母親更常一再重複對我的叮嚀與指點。母親一再重複，不只是因為極度關心，也是因為她常不記得自己剛說過的話。後來，母親甚至忘卻了我生病的事，而我則是數度意外發現的。

某一次發現的機緣是，化療結束後，如同諸多的病人經驗一樣，我的白血球與體力逐漸明顯回升，某個週末時哥便帶著母親來看我。我的頭髮長得快，便請朋友幫我購買說是癌症病人也可使用的植物染劑，沒想到我的髮質不適染，滿頭的橙紅短髮讓我變得宛如《灌籃高手》（*SLAM DUNK*）的櫻木花道。

當我開門迎接母親來訪時，許久不見的母親盯著我的頭，笑嘻嘻地說：「妳那麼時髦啊，把頭髮剪這麼短！」

瞬時，我意識到母親遺忘了我的病，突然感慨失憶不全都是壞事啊，便開心地問她：「妳覺得好看嗎？」

母親笑著說：「好看啊！」

我康復期間，母親來看我時，如果下雨無法出門散步，就陪著我做事，像是和我一起製做環保酵素、看著我折疊衣物、幫忙修剪植物、整理書桌。有時我洗碗，母親在一旁看不順眼，便教我如何把鍋子刷得更乾淨，甚至動手用力幫忙刷洗。我常感嘆母親那麼嬌小的個子，力氣卻那麼大，真是練出來的資深煮婦手力。

我們邊做邊聊，那般場景，彷彿幼年時母親做飯我站在旁邊聊天的位置翻轉。只是，無論立場如何改變，母親始終不脫指點我的角色。通常我會主動聊起做運動的感覺，描述自己哪裡的筋骨比較緊繃、喜歡哪些動作等，然後母親就會立刻變身為瑜珈達人示範給我看。

我常刻意向母親請教她擅長的技藝，像是煮飯、運動、穿衣、家務等，讓她笑話我、數落我、指點我。讓高齡母親展現她能夠應付的技能，不僅有助於維持自信，也符合她對我的情緒認知。母親在這些時刻，總會露出令我熟悉的得意與戲弄表情。

我和母親生病後，相處的時間雖然減少了，但相處的品質卻有所提升，是我在青春期後，就不曾再體驗過的親子親近感。我想，或許是因為我已然跨越身心的邊界，而母親似乎也跨越了某種邊界，我們都在生命動盪轉型時，默默地調整了與自己和彼此的關係。一切，盡在不言中。

Chapter 02
第二章

認識病人的身心世界

小華從來沒有舉止如此優雅過。馬克杯倒滿水，右手拿起，左手托著杯底，緩步移到餐桌前，坐下，慢條斯理地啜飲。

突然，小華意識到自己竟像童年時眼中的婆婆，腦中閃過一個念頭：「啊，原來，婆婆的動作輕緩，溫和平靜，也可能是因為無力？沉甸甸的水杯，就靠著虛弱的指頭和手腕端著把手，要不微顫也難啊。」

婆婆生於民國前，小華出生時，婆婆已經六十六歲了。家中按照祖輩故里的習慣，稱祖母為「婆婆」。婆婆是個裹過小腳的「三朝之人」，生於江西省萍鄉縣的富裕之家，幼時被她的婆婆裹上小腳，民國初年父親解放了她的裹腳布，但為時已晚，婆婆的腳趾已然變形扭曲。婆婆出閣時被花轎浩浩蕩蕩地抬過邊界，嫁給湖南省瀏陽縣文家市的首富長子。

她的一生，經歷過帝制、民國與紅軍盤據江西湖南，被強拉上過「秋收起義」鬥爭地主的殘酷高台。中共席捲中國大陸並建政後，婆婆才踩著她的小腳，跨越封鎖紅線，隨子逃難，曾與夫在動亂中失散，費盡千辛萬苦抵達香港，最終輾轉來台定居，見證了戒嚴、民主化與政黨輪替，活過丈夫與長子，於二〇〇四年辭世，享年一百零一歲。

婆婆的生命韌性堅強，小腳卻是她的罩門。么孫女小華經常幫婆婆剪小腳的厚繭和指甲，婆婆自己剪不到。總是在這種時候，婆婆會跟小華說起年代久遠的故事，抱怨自己的婆婆裹了她的腳。從小華記事起，婆婆一直都是穿著纖細秀氣的繡花鞋，還嫌寬大，得要塞進鞋墊或棉花。

幼時，小華常把自己的寬腳板伸進婆婆的繡花鞋，細長的鞋子被撐得中胖變形。父母工作忙碌，小華跟在婆婆身邊，喜歡看著婆婆做事的樣子，緩緩地，雙手捧杯，所有的身體動作都顯得溫和細緻，把自己和身邊之物整理得妥妥貼貼。小華喜歡那種平靜的力量。她沒見過婆婆的年輕時代，印象中的婆婆總是如此優雅，雖然婆婆罵起人來嗓門一點兒也不小，但令小華記憶深刻的都是那些像黑白默片的慢動作。

小華從來沒想過，自己有天竟能體會婆婆的裹小腳是怎麼回事。原來，婆婆徐緩細緻的動作，除了大家閨秀的家教影響外，更可能與小腳帶給她的身體規訓有關。從小就不能快速移動，動作大一點就感到疼痛或脆弱，久而久之，動作自然慢了下來，緩了下來看似就溫和平靜了下來，哪怕內在可能一點兒都不平靜，萬馬奔騰地馳過千絲萬縷的哀怨與渴望。

此時此刻，由於化療引起的身體快速弱化，小華才突然意識到，婆婆的緩慢優雅，可能也是源於她的身體規訓和筋骨衰弱疼痛之故。小華長期伏案打電腦，化療造成的軟組織傷害，讓她的腕隧道症候群更為突顯，手掌與手指漸漸無力，拿杯子、端盤子、捧水壺，都要雙手托著才覺穩當。

原來，老年的優雅，是添上了歲月的摧折而形成的美感風景。小華從來以為自己一輩子都學不會的女性優雅，竟在中年生病時的身體上有了點苗頭。想到這，小華覺得新奇。

歲月如月，有光亮的一面，也有從地球上永遠看不到的另一面，任一面都值得探索。只是，沒有位移，看不見完全。

我第一次住院時，充滿了幸福感。記得躺在軟硬適中還能調整高度的專業病床上，向陪伴我到醫院的三位好友說：「我現在什麼都不用管了，覺得好像在度假！」如今說來好笑，當時卻是我的真切感想。

感受總是相對的。

從遇見怪醫生告知我得病，然後苦等病床才能開刀檢驗以診斷，確診後又繼續等待住院治療。一再地等待、等待，由衷感激幾位好友陪伴。枯等期間我不肯告訴家人，堅持不讓家人跟著我多受不確定的煎熬。我默默地以為，既然家人遲早會知道，就盡量讓他們多睡點好覺，待塵埃落定後再說吧。就這樣，我暗自承受了一個多月的不明所以和焦慮。

從最初的暈倒事件開始，到治療與康復之途中，「相對」這個指標始終關鍵，都是與自己一路以來的處境和感受相比，而不是與他人的情況對照。這些身心測量的變化，如人飲水，冷暖自知。

在診斷和治療過程中，我經歷過三位很好的主治醫師，第一位是胸腔外科醫師，他在開刀前跟我說：「交給我妳就放心了。」一開始就讓我吞下大粒長效的定心丸。從他手中開始，我全然放心地將自己交託給醫療人員，毫無懸念，快速地規畫安頓自己。

我把朝向康復之路當成一個計畫。根據生活經驗，我一直相信靠著承諾、耐心與紀律，就可能達標。在我的生命中，曾做過的工作或研究計畫少有是簡單的，各種艱難、挑戰、苦頭都度過了，所以相信自己應可能完成眼前這個困難的計畫。

然後，我做了心智的分工。決定不主動憂慮病況，也不到處在網上尋找病症或醫療資訊，因為我不想自己嚇自己，也不想受他人驚嚇。

網路上充斥了許多虛實難辨的資訊和關於癌症的不當認識，對於非醫療專業的脆弱病人而言，資訊不一定有用，卻可能影響心情（第六章會聊及一起網路烏龍事件）。

治療期間，我並不知道臉書上有各種癌症社團，康復時才因緣際會得知。這類社團通常需要管理者同意才能加入，提供的知識比較正確，氣氛溫暖卻不用承擔實體病友會的感染風險，對於需要資訊和打氣的病人來說，也許是不錯的管道。不過，其中亦可能包含較為棘手案例的分享、甚至死亡訊息，若是暫時不想接觸這類訊息的人，就要自行判斷投入的程度。至於我，當時就只是將自己交託給好醫生，全然相信專業，配合醫囑和對自己的照護，放下對於病症資訊的自行操心。

我對自己的照護安排，第一要務便是與牙醫聯繫，該檢查修補、洗牙的趕緊處理，完成後，我的牙醫還很感性地給我擁抱打氣：「妳一定要回來找我啊！」治療與康復路上，我經常遇見溫暖的醫療工作者。病中的我多情易感，旁人一點善意暖語，都能點亮我那一天的日子。

我還條列了採購清單：全新毛巾、軟毛牙刷、不含酒精的漱口水、溫和肥皂、溫和洗髮精、棉質開襟睡衣、口罩、酒精，還有專用筷子、湯匙和叉子，我特意挑選可愛的顏色或樣式，想讓自己的心情好一點。

當時陪我採購的朋友一時不解我的行徑，困惑於一向不喜逛街的我怎麼反而變得過度活躍？其實，我只是把握在「變成病人」之前的時間，趕緊按照自己的意願打點閉關休養所需，準備迎接治療。

只是，尚未經歷治療的我所能想到的需求仍然有限。治療開始後，我才知道更待補充的還有快乾的衣物和帽子。

為了感染管控，每次從醫院返家後，我都會洗澡更衣、清洗衣物和布提袋，用酒精擦拭重要物品，如同在新冠疫情中眾人都已熟悉的消毒程序。台北的冬天陰溼，衣物不易乾，而我卻可能一週要洗到三套以上的秋冬衣物、外套和帽子，一向喜歡棉質衣物的我，此時才發現快乾的人造材質較為方便。

化療會造成毛髮脫落，有些女性病人可能寧願忍受每日清理落髮也想保留頭髮，我則是早早就選擇剃髮，上班時才戴著假髮。其餘時候，夏日光著頭涼快，秋冬則亟需不同保暖程度的帽子。吹冷氣睡覺必備的平價全棉質帽並不好找，是老友阿琯幫我上網搜尋訂購的。頭皮很會出油，帽子得經常清洗，維持清潔很重要。

當年我接受治療三個月後，由於新藥出現即得以縮短治療時間，不一定要住院。我便寧願放棄住院的保險理賠金，也不想每回治療前都要苦等病床，於是從住院一晚接受治療改為約三小時的門診化療。治療時穿著的衣服，最好不要是套頭式的，而要選前開襟式的，既方便透過人工血管注射藥物，也能合衣保暖。

✽ ✽ ✽

癌症的類型複雜，治療方式可能有所差異。一般常見的為化療、電療（放射治療）、標靶治療，還有口服或注射之別，副作用和所需準備也許大致一樣，但也各有特殊差異。通常醫院會有腫瘤個案管理師，這是更為專業化的護理角色，參與醫療團隊共同提供病人照護。個管師會提供新病人有用的資訊手冊，其他如住院或門診化療的護理師、甚至病房裡的專業看護，基於豐富的實務經驗，也能夠提供病人一些好建議，不少資深病人也可能樂意分享經驗。

我對於照護、清潔與營養的許多知識，就是來自於這些善良的人。第一次住院開刀檢驗時，我的室友珍妮是一位等待肺臟移植的資深病友，她知命樂天，病房中的日子仍然過得有滋有味。我入住病房後她就詢問我為何住院，聽完我的回覆後，她便微笑說：「妳要是知道我是什麼問題，就會覺得自己的病沒什麼了。」

很幸運地，我的疾病旅程就是在這樣的善意和相對觀點的提醒中展開。

當我在病房中把走路和爬樓梯當運動，更加明白了相對觀點的現實與必要。即使重症如我，在腫瘤病房裡都算是情況相對單純的病人，所以我連住院醫師都很少見到，因為他們太忙了。日後，我彷彿承接了珍妮的善意，在狹小卻但願心寬的病房天地裡，偶爾也與其他病人或家屬分享知識。只要不害羞，在病房或門診病友之間，有用的經驗和資訊其實並不難尋。

惡性淋巴瘤的治療，一般來說，不分期數，都會進行全身性化療。由醫師視患者的病理類型、體力、對藥物的反應、效果和耐受力而定，仔細定期觀察和調配注射藥物。通常，每一回完整的治療週期為三星期，即一週一次注射不同藥物。化療也常與電療合併使用，局部的放射線治療可進一步破壞癌細胞的生長或讓其死亡。治療的過程很辛苦，但唯一可堪安慰的是，治療結束後便無須再服用任何藥物。

第一回治療時，由於醫師還無法掌握新病人的身體反應，我得連續住院三週，以利密切觀察。這麼長的住院時間，我便隨身帶上正在最後修訂的《痲風醫生與巨變中國》書稿，當時我的體力和精力還未受治療影響，堪稱如常，我把五百多頁的厚重稿件堆在病床上。

有一天，醫師來巡房，看到我正在校對修訂，囑我休息：「不要太累了。」我沒有告訴他的是，那時我只想著：「幸好我已完成了這本書，可以問心無愧，才能放心將自己交給他這位好醫生。」那種狀態，近似於「有個交代」的不再掛念與「活在當下」的無我感受，是很特殊的生命體驗。專注於審閱自己即將完成的書稿，讓我心無旁騖地接受治療，反而有助於安定情緒。

只是，我感激好醫生，不想解釋頂嘴，便以提問回應他的叮嚀：「我能做什麼配合治療嗎？」

好醫生給了我一個溫暖微笑，拍拍我的手臂說：「保持愉快的心情！」我向來遵從醫囑，聽了好醫生的話，更欲放下重擔，放心交託。

當化療藥物進入體內後，立刻產生效果，利雖大於弊，但直接令病人有感的卻是副作用。由於醫囑要求時時戴著口罩，我吸入自己口腔散出的空氣，摻和了藥物產生的金屬味，讓我半夜忍不住將口罩拉下鼻子。第一個夜晚，三更時分前來量體溫的護理師見到了，提醒我要戴好口罩保護自己，因為醫院充滿了各種感染源，對化療病人來說是很不安全的環境。

記得我幽幽地跟護理師說：「可是我一直聞到自己口腔的金屬味，睡不著。」溫柔的護理師在我耳邊輕聲細語：「實在很難過，就不戴，沒關係。」她這樣說，我反而乖乖地戴好口罩了。

化療引發的反應，除了對於口腔或身體各處黏膜都可能造成損傷外，皮膚也可能起疹子。醫師會詢問各種反應，對症下藥，減輕病人的不適症狀。大致而言，各種藥物都能有效協助病人度過重重關卡。

只是，儘管有治療的交託和信心，我也盡力配合醫囑，對症下藥的副作用舒緩療效也很好，但化療帶來的免疫力下降和預防感染的謹慎效應，讓我仍舊難敵身心逐漸下墜的歷程。

✻ ✻ ✻

生病或老化的身體，很多感受一言難盡，因為病人可能正困惑於不明所以的處境，也可能難以啟齒內在的憂心。當病人正在跨越身心的邊界，能靠什麼擺渡以順利超越現況、朝向安頓之境？我想，除了良好的治療，以及病人自己的身心探索與活在當下的修行工夫外，親友的同理心、照護和言行反應，也是下墜之人能否被接住、順利擺渡過關的重要因素。

當我陷入化療副作用和孤立無聊導致的身心變化時，母親也正陷入腦部退化的風暴之中。半年的治療期間，醫囑盡量迴避親友探視，以預防感染。母親雖常跟我通電話，但只能等待我的白血球數回升、且哥有空時再帶她來看我。雖然我們對各自病程的認識和投降的時間點不同，卻同樣經歷過身心下墜的慌張。親友面對我們的改變而有的困惑和不適反應，也頗雷同。

我接受治療約三個月後，母親從擔心和掛念我，變成只有掛念，到主要剩下為何我都不回家的疑問。她逐漸忘記我生病了。當我偶然發現母親遺忘此事時，我感到難得的欣慰，從此在她面前絕口不提。

我以為，遺忘不好的事就等於放下。但是，仍有清晰邏輯認知的母親，不見得這麼想。

有回聊天，母親提到一些她記不清楚的不愉快往事，我說：「這些事忘記了，不就輕鬆了嗎？就不用再想了啊。」

母親偏頭瞅我：「怎麼會輕鬆？」

我又問：「那是什麼感覺呢？」

母親低下頭，似乎認真用力地在思索：「覺得很……懊惱，想不起來，很懊惱。」母親用加強語氣說了「懊惱」兩次。

我有點訝異，這是非口語的正式用詞，母親的表達能力仍非常精準。

母親和我的對話讓我明白，沒有完全遺忘的記憶，仍是記憶。記憶破碎的狀況勾引出自我認同的焦慮與懊惱，哪怕是不愉快的記憶，都不想失去。母親想要拾回的，不一定是記憶本身，更是記憶的能力。

母親經常清晰具體地描述自己的腦霧狀態，她能認知並表達細微的變化。有一天，我牽著母親的手散步，她突然問我：「妳有沒有覺得我走路搖搖晃晃？」其實，母親走路並沒有搖晃，但那是她身體內在的真實感受。我在治療後期，偶爾也有那種身體內在非常脆弱，像是隨時想坐下的感覺，但是外人完全看不出來，甚至可能以為是病人的幻想。

那不是錯覺，是真實的感受，病人正在辨識體內的訊息，並努力穩住自己。

母親所經歷的病識感，是種覺察自己正在往下墜的失控感受，儘管速度不一定很快，方向卻很明確。我感同身受。

治療期間，我的病識感也很明顯。在一般的社會認知裡，化療就像是把「毒藥」打進身體裡，癌細胞殺死了，無數的好細胞也陣亡犧牲，化療就是一種必要之惡。我的病識感，主要源自於化療的副作用，而非已受藥物控制的疾病本身帶來的傷害，所以，我相信自己度過化療的難關後將得以康復。然而，儘管有此信心，我都免不了陷入低潮。而快速老化愈趨逼近、失智症病況愈趨明顯的母親如何能有信心？如何能安置自己的不安？

＊＊＊

二〇二〇年某回我陪母親去醫院參與腦部電流刺激效果的實驗，進行實驗的科研博士溫言暖語，母親乖順地讓他在自己的頭皮貼上通電貼片。母親樂意接受這個治療，她覺得電流刺激過後，「腦袋好像比較清楚了」。家人也覺得母親在治療實驗期間的狀況似乎比較好。

利用電流以改善神經或情緒的問題，一直是醫療的概念或實作方向。例如，美國食品藥物管理局（FDA）於二〇〇八年許可「經顱磁刺激術」（Transcranial magnetic stimulation）可用於治療重度憂鬱症，二〇一三年又通過應用於治療偏頭痛。台灣衛福部則於二〇一八年許可「重複經顱磁刺激術」（repetitive transcranial magnetic stimulation，簡稱 rTMS），透過非侵入性的磁或電刺激，用來治療對藥物反應不佳的憂鬱症患者。

二〇二二年八月，美國波士頓大學的研究團隊又帶來好消息，他們在《自然神經科學》（*Nature Neuroscience*）期刊發表的研究成果令人感到樂觀。科研團隊針對一百五十位六十五歲至八十八歲的長者，對他們的大腦進行無藥物、非侵入性的溫和電流刺激，連續四天。結果發現，以高頻電流刺激腦背外側前額葉皮質，有助於改善長期記憶力；以低頻電流刺激頂下小葉，有助於改善工作記憶力。效果可維持一個月。研究者已將實驗對象延伸至阿茲海默症等認知損傷患者，期待未來的研究成果能帶來治療希望。

二十一世紀的全腦科學，不僅持續探索發掘大腦的神祕，甚至希望改變大腦。如果能留意科學研究過程中的實驗倫理與研究成果的分享倫理，這樣的發展趨勢令人引領期盼。

所以，只要對母親的身心健康不具風險，家人都很積極地參與醫院提供或建議的各種實驗和課程。哥甚至陪伴母親參與失智症長者的宣導影片拍攝，但事前也跟拍攝團隊溝通，考量母親可能不願公開承認自己的病症，最後不一定會同意播放，拍攝團隊仍然願意先拍攝。家人與母親都很勇敢地參與了，透過攝影第三方訪談母親與哥關於照顧母親的對話，母親顯得開心平靜，為母子留下一段動人的對話紀錄。

對於醫師與長照人員來說，失智症治療的關鍵是患者的意願及家人的配合，缺一不可。母親與家人的高度配合意願，讓醫院或長照機構很樂於通知並接納母親參與實驗和新課程。

面對未知，家人就是積極把握有助於母親的機會。只是，參與各種實驗和課程，雖有助於增加母親的活動力，但治療效果如何，並無法保證。母親也不一定能理解治療與實驗的差異，家人只能鼓勵參與，從不勉強母親。

猶記得，那回我陪伴母親參與的電流治療實驗完成後，科研博士將母親頭上的貼片移除時，母親突然敲敲自己的左後腦勺，問博士：「你可不可以也幫我電一下這裡？我覺得這裡很奇怪，我常這樣敲一敲，看能不能把腦袋敲清楚一點。」

博士跟母親解釋，這是實驗，不能改變位置。母親沉默了，沒再要求，顯得很失望。

也許，母親幻想過世上存有「芝麻開門」的密語，卻總是期望落空。

有一次家人聚餐時，姪子突然問我：「奶奶想知道，有沒有能讓腦袋聰明的藥？」母親看著我，眼裡充滿了期待的亮光，她寄望於「讀了很多書」的我，也許會知道通關密語。我不記得自己如何回應的了，卻清晰記得母親的眼神，還有我內在的五味雜陳。

＊　＊　＊

重症罩頂，不論治療與康復，或祈求改善，都是一段漫長之旅，充滿了酸苦、喜樂、不安與盼望。經常，病人處於莫名未知的跌宕起伏之中。身體情況退步時，心情也可能墜落得很快；身體情況稍好時，心情也可能宛如撥雲見日般地瞬間開朗。然而，通常旁人理解疾病與病人的腳步，少見能同步跟上。

常見的是，親友可能在不明所以、不知所措或無話可說時，單調重複地要病人「勇敢」、「振作」、「加油」、「開心點」、「好起來」、「不會有事的」。彷佛表現「正常」、「開心」的關鍵在於主觀意識，宛如病人的憂心與身體感受只是不必要的錯覺，宛若迴避討論病人的恐懼，真實的危機就可以被壓抑褪去。

常常，這樣的言詞儘管善意，卻多源於誤解，成為不經意的傷害，甚至可能讓病人產生不被理解的被遺棄感。此時，如果病人無法找到安頓自己身心的方法，不利的外在環境，以及缺乏理解及同理心的旁人言行，可能加重病人的下墜感。

病人最需要的並不是勇氣，而是活在當下的領悟與示弱的美德。向生命示弱、向身體的需求示弱、向願意傾聽協助的照護者示弱，才能放下憂慮負擔，安頓虛弱的身心，集外界所有協助之力、之氣於一身以感受支持，而不是刻意表現堅強。

願意接受治療就是一捧求生的勇氣了，毋須更多的宣示。

治療開始後的我，偶爾在親友的眼裡可能判若兩人，我想，很多的重症病人或失智症初期患者都可能讓身旁親友有此感覺。得了重病，病人的認知、眼光、身體感、與周遭的關係，可能會被迫快速改變，直覺性地自救於恐懼和危機之中，想弄清楚為何、究竟發生了什麼事？該怎麼辦？言行舉止習慣等日常生活選擇，也可能隨著這些自問自答而不停調整。

對病人而言，這一切安頓自己身心的改變，可能是立刻發生，毫不猶豫；也可能是正在慌亂中摸索，跌跌撞撞，反覆嘗試，因而顯得舉旗不定。無論如何，專注於自身生命與生活的變動，讓病人的內在調節啟動得很快，表面上看還是同一個人，實際上卻可能已進入準備脫胎換骨的正負狀態。然而，旁人對於病人的認識想像，經常仍留在原地。

治療期間，和許多病人的經驗一樣，我也會面對家人的不理解，這常令我想起三十二年前母親化療返家時的那一天。

那時的我無知且不成熟，不曉得如何應對生病的母親，雖聽聞化療很傷元氣，對於迎接母親返家後的照護，卻全然不知所措。猶記得，虛弱的母親進門後，不發一語，不如我預期的直接進房休息，而是堅持拖地，我要她不要拖了，表示由我來拖，她也決絕地不予理會。

幾十年來，我一直不解母親為何化療後返家就在擦地板，但她固執生氣的樣子，始終印在我的記憶中。直到我自己接受治療時，才終於似乎突然了解母親了。

我住院時某天，朋友帶著一大束花前來探望，醫師看見了花，也見到友人沒戴口罩圍在床邊，立刻叮囑將花移走，還要我在床前貼上「禁止探病」的告示。我後來也在其他病人的醫師口中聽到類似囑咐。因為多數人對於化療中的病人，尤其是正在接受全身性化療的病人處境缺乏認識，可能在不經意中造成不預期的傷害。

當化療藥物正發揮效果時，也是副作用讓病人的免疫力降到谷底之際，這時，尋常的細菌病毒都可能讓病人發燒而影響治療進度，甚至出現複雜的併發症。雖說現代人身邊幾乎都有親友罹癌並完成治療，但這一點常識仍相當不普及。

開始化療前，新病人都得上衛教課，我就看了兩支片子並聽取講解，完成後還得簽名確認，可見其慎重。每回治療後，醫護都再三叮嚀：勿碰觸動物、植物，餐餐刷牙，接觸口腔的任何器具都要開水消毒，尤其是牙刷，避免生食，只吃可削皮的水果，容易帶菌和引起過敏的蝦蟹海鮮等一律迴避，出門一定要戴上口罩，遠離人群，散步盡量挑選人煙稀少的空曠之處等。

這些叮嚀都是良言苦口，看似簡單，但要日日認真執行大半年，其實並沒那麼容易，需要一定的耐心和紀律。我認識一位病友，覺得餐餐燙牙刷太麻煩，就準備了大把的新牙刷，兩、三天更換一隻。儘管如此，她的舌頭還是長滿了黴菌，必須治療。病菌繁殖快速，免疫力低下的病人，連如此尋常的病菌都可能招架不住。

因為這些叮嚀，第一次出院返家後，為了盡量避免過敏原和維持環境清潔，我就把綠油油的室內植物移到陽台或送走了，也把我蒐集多年、卻可能藏有塵蟎的布玩偶們送走了，在冷清清的環境中度過了六個月。好醫生知道我的職業，還叮囑我不要翻閱圖書館或檔案室裡塵封多年的書籍或檔案，因為那裡面的塵蟎也可能讓免疫力正低下的我有「致命風險」。

然而，如此小心謹慎雖然確實讓我在治療期間未曾出現高燒或不必要的感染，免於不少化療中常見的小警報，讓我的治療一路都很順利。但是，窩居時沒有喜歡的植物陪伴並不好受。這個經驗，讓康復後的我，很希望了解什麼樣的植物可能適合陪伴病人。

＊＊＊

對於清潔衛生的要求、對於不潔病菌的恐懼，是化療病人被快速規訓的身體感。謹慎的預防是為了避免脆弱的身體承受更多的風險負擔。

在新冠病毒肆虐全球後，人們才集體性地體會了這種恐懼傳染的身心感受。在此之前，正在化療的病人要身旁親友清楚認識並接受這樣的防疫高標準，是件很困難的事，甚至是難以開口的請求。因為，親友不一定知道預防感染的顧忌，更常見的情況是，即使知道也知易行難，覺得麻煩或不在意。看在病人眼裡，若感受到他人並不把自己的安危當回事，可能又是一個打擊。

我想，當年，母親可能一進門就看見髒亂，眼見心煩，身體也感到威脅，卻難以要求我們的標準立即跟上她的需求步伐，也為了避免因不被理解或未獲回應而更覺辛酸，於是，再累都寧願自己來清掃，多說無益還更費力。

和母親當年化療時的處境相比起來，我很幸運，接受治療之初，大姊就幫我設定了清潔的高標準，讓我照著做，我甚至重新學習如何洗滌衣物、清潔家居，細節之多有時都讓我懷疑自己以前到底是怎麼長大生活的？

治療期間，我也常聽聞見識其他病人關於親友未能配合清潔標準的無奈故事和感想。有些聽了覺得好笑，更多時候則令人心疼。

有個朋友和我同時生病，免疫力也大受化療影響。儘管她的先生在醫院工作，卻並未意識到家中的病人很脆弱，回到家後還沒更換衣服呢，走到電扇前吹風乘涼，就打了一個大噴嚏，風向正好吹往我的朋友。

另一位病友治療時，拜託家人蓋上馬桶才沖水，免得病菌沖天，讓她陷入感染風險。儘管家人也希望她安心康復，卻從不理會這個請求，不肯改變習慣。

記得我第一次去看專為腫瘤科病人所設的精神醫師門診時，一位乳癌治癒已超過十年的患者在候診區主動跟我聊天，問候我的情形。她問我有無小孩，我搖搖頭，她眼睛睜得大大的說：「沒有最好！」然後開始訴說自己有個女兒，從她患病至今經常出言傷害，十年了，即使她的身體已然康復，依舊定期來此報到領取抗憂鬱藥物。

某回住院，鄰床住進了一位看似六十多歲的阿嬤，我從她兒子大聲地向醫護提出長期住院的要求中得知，兒子一直在台北工作，阿嬤獨自帶著五歲的孫子住在屏東。那天阿嬤遠從屏東來台北治療時，帶著孫子一起入院，孫子睡在供陪病照護者使用的臨時折床上，還是阿嬤在照顧他。小男孩很乖巧，沒有瞎跑大叫，整天自己玩手機，偶爾童言童語地跟阿嬤說：「阿嬤，妳好了以後帶我去這個遊樂園玩。」醫院的馬桶和一般居家的不同，小男孩上完廁所不會沖水，他個子太小也搆不到洗手台的水龍頭，就跑回阿嬤的床旁，東摸西摸。我想，阿嬤應該感到無可奈何，但她顯然病況嚴重，完全無力回應孫子。

當晚，小男孩去上廁所時，我忍不住跑去教他如何沖馬桶和使用清潔液洗手。第二回治療起，我只消住一晚即可出院，就只能教他這一次，看著小男孩聽話地照做時，我於心不忍地想著：「小朋友能學到多少呢？」

當然也有體恤的家人。聽朋友說起在她的國小課後陪伴班級裡，有兩兄弟未報名參加難得舉辦的夏日玩水活動，朋友打電話詢問父親，才得知是因為擔心玩水回來感冒，可能讓當時正在化療中的母親感染。孩子們的懂事令老師既感動又揪心。

病人經常難以訴說，千言萬語，沒力氣說、也不知如何簡單說。這種情形我自己體會過不少，幾年來在病房和候診室更經常看過、聽見病人吐苦水，親友的不理解與傷害，幾乎都是病友聊天之初的共同話題。

✻ ✻ ✻

誠然，沒有生病的人並不會、也不需要經歷全身心的迅速變化。所以，即使是善良且具有同理心的親友，也常趕不上病人的變化速度，或者，壓根沒想到病人的身心狀況可能已一夕之間轉型。

當病人被迫迅速調整之際，身旁的親友卻可能還停格在震驚或不知所措之中，即使快速友善回應提供支持，多數時候，卻仍未因應新的狀況和處境，調整既有的言行舉措和與病人的互動模式。

在此情況下，親友對病人的不理解、困惑、誤解、錯待、質疑、責怪、怒罵，就極易出現，以為病人「怎麼變得這麼討厭」、「挑剔」、「麻煩」、「公主病」、「不說話」、「不振作」、「太緊張」，甚至有時目光如箭、句句穿心的如常言行或互動方式，更加消耗病人所剩無多的能量。

病人不想多說，可能是累了，也可能是正在鎮定自我。關注自己內在的變化，幾乎是無可避免的療癒功課。為了擺脫時時刻刻的牽掛、避免瞻前顧後的恐懼侵襲，活在當下的工夫得要刻意鍛鍊才有可能。

於是，有人念經、有人習字、有人看書、有人畫畫、有人打毛線，也有人努力留在原來的工作軌道當成沒事一般。各式各樣的作為，都可能是對身體內在變化的回應。看似注意力轉移，卻也是為求穩穩地度過每個當下，實乃療癒所需。

治療進入中期，我有一個深刻體會，就是遺憾自己不會打毛線或玩樂器。那時我心想，要是我會這種不用太多思慮的手工技藝，日子應該會好過很多。當時，朋友送我弘一法師的《心經》練習帖，要我照著寫。我雖然很喜歡弘一法師，也很喜歡《心經》，只是，弘一法師的字極為內斂難學，如果我之前就已習得他的字，此時可能有靜心作用，但身心無力時才要學習新技藝，令我更感疲累。

當我心情下墜時，我幾度嘗試能專注放空的方法，才發現自己原來極度欠缺這種生存技能。生病之前的我，善於動腦，拙於動手，著實書呆子一個。

唯幸的是，我至少還能自我探索，還能獲得協助。並不是每個病人都擁有順利改變的條件。若是生活處境對病人不利，或是缺乏善意照護的親友，病人因無法改變而湧上的焦慮和恐懼，可能加重身心摧殘。於是，有的病人不得不漠然以對而隨波逐流，或出現旁人眼中自暴自棄的奇怪言行。最糟的情況是，因為無法改變而喪失開朗的能量，甚至放棄了希望和治療。

當然，難免有刻意找碴的無理病人，如同總有無心照護的冷漠親友，這些也是尋常人性，無奈但真實。

台灣是人際關係密度極高的社會。對病人來說，運氣好時，親友多又能就近照顧，享受人際往來便捷的好處；運氣背時，親友走偏了的關心方式或不意傷害，反而可能令病人有腹背受敵之虞。

學者曾研究台灣癌症患者的自殺率是一般人的二至三倍，高於全球癌友的自殺風險。除了社會文化對癌症常有的誤解和偏見外，病人對經濟壓力的擔憂、感覺難被理解或缺乏適當照顧而來的不利身心狀況等，都是風險因子。國際上和台灣都逐漸發展的「心理腫瘤學」，就是關注癌症患者的心理狀態，心理腫瘤學基金會或相關醫學會，甚至可能提供經濟困難的癌症患者接受心理諮詢，這些相關的資訊值得患者和家屬參考。

重病之人有很多身體感受，不一定能清楚描述，也不易被親友理解，更不一定能用機器檢測觀察，甚至不一定會發生具體可見的結果讓人得以掌握其真實性。

病人與親友之間的落差，不妨以這樣的方式來想像：前者與自己身體的相處，就像不打烊血汗超商的全職店員；後者對病人的關注，則像輪值義工。若從原本的認識與互動模式狀態開始移動，兩者的工時有顯著之別，可想而知病人已大幅位移，而親友的理解可能仍離原點不遠。

親友們若真心願意認識病人的狀態、協助病人度過難關，在接收到病人訊息的關鍵時刻，開放心胸、理性問候來增進理解，跟上病人變化的腳步，將是展現照護靈魂的良機，才有機會以同理心接住下墜中的脆弱之人。

Chapter 03
第三章

關係洗牌，疾病是放大鏡

廚房裡哐噹作響，小華走近關心，只見飛鼠忙得滿頭大汗，便問道：「還好嗎？需要幫忙嗎？」

飛鼠出動了大大小小的各式容器與砧板，劈里啪啦的，大氣地回應小華：「不用，馬上就好，妳去休息，等著吃大餐！」廚房流理台的平面放滿了器具和食材，小華很好奇飛鼠要做什麼大餐給她吃。

「有飛鼠在真好。」小華心裡想。每週二飛鼠會遠道而來陪伴小華，是「坐牢」期間，小華最期待的日子。雖然其他親友偶爾也可能特地來探望，但多數時候，小華都是獨自一人在家。由於化療造成免疫週期起伏變動，小華盡量遠離人群，而冬天帶來的濕冷東北季風，也讓適合到戶外散心的日子愈來愈少。

生病以前，小華一向人來人往、上山下海到處跑，經常同時投入很多有趣事物。治療後半期，生活型態和社交互動的驟變，加上體力明顯衰弱，小華變得無精打采，甚至有點憂鬱。精神醫師友人對小華說：「妳的感覺，就和沒準備好就退休的人很像。」小華才理解到，自己提早體會了退休症候群，飽嚐令人不知所措的孤立和無聊。

親友的陪伴，是脫離孤立的快效藥，但不一定想服用時就有藥可吃，所以小華非常感激飛鼠定期「送藥」。兩人是近三十年的老朋友，但喜好與往來皆大不同，平時各忙各的，僅偶爾聯繫。得知小華生病，飛鼠就出現了，一向阿莎力卻少根筋的飛鼠跟小華說：「This is the way I love you, as a friend.」還講英文哩，飛鼠迴避細節廢話和濫情牽扯，率直大方地行動，小華由衷感謝這樣的真友誼。

「開動了！」飛鼠滿頭大汗地從廚房端出食物，一個圓盤裡，有一小團麵條、幾片肉、幾片青紅椒和綠葉。

「蛤，妳忙得唏里嘩啦的，就是在忙這一盤啊？」小華笑了，很久沒有這麼開心笑了。

飛鼠又大氣地回應：「妳這裡沒有我熟悉的烹調工具，做不成我的拿手菜。」

小華好奇問道：「蛤，那妳的拿手菜是什麼？」

飛鼠四兩撥千斤地說：「很多啊！……妳看好不好吃？」小華從來就不是飛鼠的拌嘴對手，看著眼前這盤愛心食物，笑著吃了起來。

「那妳吃什麼？」小華問飛鼠。

飛鼠有氣無力地回說：「我吃不下，好熱。」小華又笑了。

冬日裡，飛鼠為了這一盤忙得直冒汗，問小華：「我想吃泡麵，妳有泡麵嗎？」

小華笑說：「妳也弄一點拿手菜給妳自己吃吧，幹嘛吃泡麵？我這裡沒有泡麵。」

飛鼠顯然不想吃自己的拿手菜，就只說：「那我現在出去買泡麵，馬上回來。」

飛鼠出門後，小華好奇地走進廚房，心想：「唉呀呀，廚房從來沒有這麼杯盤狼藉過。就那一盤食物，飛鼠到底怎麼忙的啊？」小華搞不懂。

但眼前這亂成一團的畫面，卻像一幅美妙風景。飛鼠牛刀殺雞般烹煮的友誼蛋白質，絕對有助於提升小華的免疫力。

關係洗牌，或角色調整，幾乎是重病一定會帶來的人際互動改變。

全球著名的醫療人類學家和跨文化精神醫師凱博文教授（Arthur Kleinman）在其著作《照護的靈魂》（*The Soul of Care: The Moral Education of a Husband and a Doctor*）一書中，描繪自己在妻子罹患阿茲海默症後的心路歷程。妻子原本是他生活中的照護者，當她逐漸進入無法獨立生活的病況後，他成了妻子的引路人。十年來對患病妻子的照護，更讓一輩子投身照護領域的凱博文，衷心體悟「照護是以關係為中心，給予照護和接受照護是一種分享禮物的過程」。

然而，這個以關係為中心的過程，卻有一個現實的主軸，就是關係的變化。就像在人際方面凱博文曾經歷過的一種現實，他寫道：「長久信任的朋友不見人影，……交情不深的朋友卻出乎預料地暗示可以成為我們的重要幫手。」

當我確認自己生病，和一位老同學說起時，才得知他的父親十多年前也曾罹患和我同樣的病，治療後一切安好。在與老同學的交談中，除了他以其父的經歷給我打氣的對話外，令我印象深刻的還有他父親病後的關係洗牌：原本經常往來的朋友很多不見了，倒是本來不常見的，卻可能前來探望、照護而走得近了。

雖然不一定所有人的經驗都和凱博文或我同學父親的類似，但日常生活中的關係洗牌，確為常態。

我的病中經驗也有雷同之處。聽聞我生病後，有些許久未曾聯繫的老朋友，陸續主動問候，不少前來探望，一時間無法探望的，則經常透過社交軟體問候，或傳遞各種好玩新鮮的訊息，以表慰問。有些朋友很關心，但擔心太久沒見突然聯繫很突兀，還會透過其他朋友先來打聲招呼。

其實，當我在治療閉關中，最為開心的就是朋友來探望或陪我聊天。通常，是我不好意思太過打擾人，但很期待朋友主動問候。我想，很多病人可能都是如此，因為對照護關懷的需求大，難免擔心不留意便期待過多，而對他人造成困擾。

另一種現實則是，口頭表達關心的人，不一定會想到具體行動；會以行動落實關心的人，也可能不會說什麼。無論如何，親友如果真心願意關懷病人，主動問候或陪伴聊天都會是重要且具體的照護方式。

其他也很常見的現實是，聽聞他人重病，很多人並不曉得可以如何表達關心，更不知道該如何和病人相處。有人因此保持沉默，甚至不敢靠近病人。只在背後議論的人性也很常見，這種反應就是始終離病人的狀態都很遙遠，他人罹病時無法給予支持協助，即使病人康復後，已走出疾病狀態，也可能仍留在標籤化疾病的原地，永遠把別人當病人。更遑論那種諸多病人口述和自傳中，都描繪過的趁人之危而落井下石的言行。

重病，像是一面關係與人性的放大鏡，可以讓病人看清楚周遭人情的型態。不過，同樣值得病人注意的是，有時也不必相信被放大的瑣細好像真的那麼大條。但這是病人得自己走過的人情冷暖，無論旁人在意與否。

＊＊＊

因他人對自身疾病的反應而引起的尷尬矛盾，也很常見。有些人即使表達關懷，卻可能做出相反效應的言行而不自知。我自己也遇過不少這類情形，剛開始的確令我錯愕，但後來覺得，那不一定是個人的有意之舉，更可能的原因是，我們的生活教育缺乏生命哲學的倫理及應對之道。如今回想，許多都成笑話了。

有一天，我接到一位同儕來信問候，我相信她的誠意和關心，可是她卻寫道：「不知道妳怎麼了，原來真相是妳罹癌了。」她用「真相」兩字，可能道出了八卦議論的後台，也可能說明了她的探問過程。無論如何，乍見這樣的用語時，我還真是愣了一下；而在我回覆感謝並說明近況後，就再也沒有收到回音。我與另一位同儕提及此事時，他的回應是：「她只是來確認消息的。」我會心一笑。

諸如此類顯得頗為無厘頭的關懷方式，很值得多談以為提醒，有些情境甚至被拿來當成衛教中的「經典」地雷。

例如，「別跟癌症病人問的問題或說的話」，是相關書籍、文章和醫院衛教中提供給病人親友的常見建議。只是，訊息雖然很常見，卻不易被主動或認真看見。《紐約時報》（*The New York Times*）在二〇一六年有篇報導，〈不要跟癌症病人說的話〉（What Not to Say to a Cancer Patient），和信醫院將之整合編寫為〈十個不要對癌症病人說的話〉，很值得參考，在此列出，也加上一些我的思考以為調整順序和補充說明：

一、請「扼殺」你的「好奇心」。不要過多詢問病況和病人身體細節，也不要主動提問病人預後的評估。這些問題都只是不斷對病人明示暗示他的疾病很嚴重，不斷把病人拉回憂慮疾病的關注上。病人需要的不是一再回答非照護者的問題，而是放下與休息。

二、不要在病人面前高談闊論，比較你所聽聞的癌症病人景況，尤其不要輕易地說誰誰誰得了同樣的病走了或復發了之類的負面話語。沒有兩種癌症是相似的，每個人的身體條件和處境也不盡相同。

三、不要對癌症病人說：「你應該感到很幸運得的是這種癌症，而不是其他什麼更嚴重可怕的病。」這種論調低估了病人所經歷的恐懼與辛苦。

四、不要對癌症病人說：「我知道你的感覺。」因為你不可能知道。這種說法，不但不會讓病人開心，也很難讓病人信任你，甚至可以說，基本上這只是一句風涼話。

五、請別自以為幽默，對本來想減肥卻一直沒成功的癌症病人說：「至少你終於減重成功了。」要知道，化療病人體重變輕，是令病人壓力很大的事，那對治療可能有所影響。

六、不要對癌症病人亂報偏方、健康食品或養生療法，說誰誰誰吃了有效。病人的錢最好賺！請勿增加病人的財務負擔，甚至可能因此影響治療，造成不必要的健康副作用。

七、不要對癌症病人說：「你之所以會得癌症，都是因為生活習慣不好。」責備病人並沒有幫助。事實上，許多因素都可能影響癌症的罹患風險，得了癌症還真的往往只是運氣不好。連醫師都搞不清楚的癌症起因，親友就不必捕風捉影、亂說一通了。

八、不要一直對癌症病人說：「一定要積極治療！」癌症的治療，一路上可能崎嶇不平，時好時壞，所以不要一直鼓勵病人無論如何都要積極面對治療。天天被「加油打氣」，令病人更感疲憊。

九、不要讓癌症病人單獨承受痛苦感覺，即使說「我不知道該說什麼」，都比完全不說話或迴避病人來得好，那樣可能會令病人感到更大壓力、甚至覺得被遺棄。癌症病人有一種說不出的孤獨感，「有交談比沒交談好」。「陪伴」是非常重要的心理支持，也是病人恢復健康的重要關鍵。

十、不要直接跟癌症病人說：「人生難免一死。」這種哲學家口氣的話毫無幫助，只會更令人洩氣。茫茫人海中，準備好隨時可以上路的人，畢竟寥寥無幾。人到臨終之際，大概也不會想被說出這樣的話的人探視；而大多數的病人，都還在期待康復乃至奇蹟出現。

以上這些「禁忌」不少我都親身體會過，而且，地雷絕對不只十個。如今重看這些禁忌提醒，不覺莞爾。然而，當時身為病人的我有時的確感受不佳，不知如何應對。

＊＊＊

親友的良言與陪伴，即使在寒冬都令人如沐春風；但是，少根筋的親友所付出的關懷效果，偶爾卻可能與要病人安心休養的目的背道而馳。

在我的經驗中，最感無奈、也倍感疲累的，就是要一再重複回答簡報自己的狀況，以安頓親友的擔憂或好奇。偶爾遇見缺乏疾病常識但好奇心過強的天兵，更是令我哭笑不得。所以，我一般不會向我並不想費力訴說的對象主動告知生病的事，便是害怕會有後續被追問的麻煩。

有一回，兩位朋友一起來看我，當我「簡報」一般的淋巴癌治癒率高，個案管理師還安慰我「六個月後就當沒發生過這件事了」時，其中一位竟說：「淋巴癌不是很嚴重嗎？那個誰誰誰不是擴散到淋巴很快就走了？」我正不知是該和她認真做衛教，還是把她的話當耳邊風時，幸好另一位朋友就要她閉嘴了。

另有一回，有位天兵試圖要給我個震撼性安慰，直說：「還好妳得的是癌症，不是心臟病，要是心臟病，幾分鐘就走了，就沒機會了！」

另一位天兵得知我的病況，竟在電話那端翻開醫學教科書，唸一段給我聽，然後還很困惑地分析各種機率，我儼然成了考試標的。

又一個天兵看到我使用的牙刷和器具都用開水燙過消毒，以避免細菌感染時，竟對我說：「免疫力是可以鍛鍊的，妳這樣弄得太乾淨不好，無法鍛鍊免疫力。」顯然是無法區分因化療而受抑制的免疫力與正常人體的免疫力之別，想當然耳便輕率斷言。

我也曾遇過這樣的處境：一位朋友知道我得了癌症，我都沒怎樣，她卻當場哭給我看，好像我就要走了一樣。

在治療期間，某天兩位朋友來探望我，兩人坐在我對面，表情凝重，兩雙眼睛盯著我一雙眼睛，不發一語，我覺得既好笑又無奈。為了減輕他們的心情壓力，也為了讓自己擺脫沉悶，我只好全程靠著自說自話度過被探望的時間，結果朋友離開後，我感到疲憊至極。

還有個朋友一再對我叨唸：她有個朋友得了乳癌，大肆找朋友到家裡開趴，要我學習她「看得開」、「找樂子」的態度。這又是一個天兵，對不同癌症、不同治療的副作用全無基本概念就胡亂出點子，也像在暗示病人看不開，說教意味濃厚。

也有人怪罪我為何不早點跟他們說我生病的事，但其實我們原本可能並不常聯繫。甚至，以此方式表達關切的朋友，多僅止於該次「確認」或「問候」，卻少有其他後續關懷。反應強度與互動表現不成比例，有時令人困惑。

不過，儘管這些言行回應都像出自天兵，多數人的初衷實屬良善。顯然的問題是，好奇心或語無倫次，是很多人聽聞或探望病友時，最常出現的互動盲點。多數情況下，親友們即使關心重症病人，但幾乎都不會花費時間自修疾病與治療常識，也少見對病人具體需求的真切理解，多是基於刻板印象來面對病人或提出各式問題。在此常態下，時不時，病人就在不經意中成為親友們認識疾病的白老鼠。

如果旁人有所學習，對於病人來說還可謂利人利己，結果終究能皆大歡喜。最無奈的情形是，病人以身為靶了，親友仍始終練不成劍，那真是令人無言以對。

社會對於疾病的刻板印象，以及缺乏生命哲學的日常教育等現實，常讓重病之人除了得應付自己身心的變化外，還經常在應接他人拋出來的意外怪招，有苦說不出。

＊　＊　＊

我回想母親失智症發病初期，一定也吃了不少類似的苦頭。

母親從來就是有些面向聰明幹練、有些面向則不大靈光。因此，儘管母親在譫妄前就已陸續狀況百出，但家人並未意識到母親可能生病了。相處距離太近，也很容易將日常生活中的摩擦用來解釋母親的奇怪反應，以為母親是在生氣或找麻煩，是老化強化了原本的糊塗或脾性不好之處，出現傳聞中的老人偏執。

那段時間，母親與家人都不知道，彼此正一同走進陌生的黑暗隧道，眼睛因尚未適應而盲目，經常在沒有意識到的摸索中，不斷犯下理解與對待的錯誤。在莫名的衝突中，困惑喝斥、生氣吵架、質疑受傷、拂袖而去、焦慮掛念、懷念平和往昔，是家常便飯。

生老病死苦雖是人生常態，但一般而言，我們似乎只知如何迎接他人的新生，對於老病死苦就算不至於退避三舍，也多是避而不談，很不熟悉。也許，因為人生充滿了病與苦，盡力逐樂、避免受他人老病死苦的影響，成為人之常情。

然而，根本的問題是，我們可能因為迴避掉他人的老病死苦，就能變得比較安心喜樂嗎？

老病死苦看似日常生活中的非常事件，其實正是尋常的人生光景。而且，隨著醫療進步、整體壽命延長，老病死苦都可能成為延長賽，但多數人則是對此顯得無知或盲目以對。

在我成為醫療人類學者以前，我也曾多次犯過這類盲目錯誤。三十多年前，我的父親罹患胃癌，胃部切除過半，只能吃粥或流質食物，母親總是以吻仔魚燉稀飯給父親吃。當年不懂事的我，以為父親仍和我們同桌吃飯，就表示父親不介意我們「正常」飲食，因此儘管我也會幫忙父親的飲食，卻常肆無忌憚地在他面前繼續吃香喝辣。

父親癌症復發前免疫力大降，當時我在外地求學，常打電話回家問候。有一天父親接電話時，以故作鎮定的口吻跟我說：「我長帶狀皰疹了。」

當時的我不明白那意味著什麼，只知道那時正有一位政界名人也因罹患帶狀皰疹而上新聞，一時之間不知所措的我，竟然回應父親：「你也跟人家趕流行啊？」我企圖用自以為是的幽默來掩蓋自己的慌張，印象中，我只換來父親在電話那頭的沉默。這件事令我後悔許久。

不僅我們的家庭教育缺乏生命哲學，以及照護的靈魂和倫理探索，連學校正規教育也頗為匱乏，整體社會多以為那屬於醫療或宗教的範疇。在我長年的教學經驗中也發現，少有年輕人會主動關注醫療健康議題，如果有，即多是因為自身或家人的疾病之苦。

然而，並不是所有社會都如此看輕照護倫理的教育。聽幼教領域的朋友說，丹麥設定給〇至三歲托嬰中心全國一致的「課綱」有六個主題，其中第一個主題「社會技巧」，堪稱「安慰教育」，就是教導幼兒如何與朋友相處、互相傾聽，以及在朋友難過時，該如何安慰他／她。

認識老病死苦的生命倫理與合宜應對之道，該是日常教育的一部分，而非只有專業助人者才需要理解的事。

如果將與病人的相處和照護比喻成戰事，一般人通常是被迫匆促上陣，不教而戰。在戰場上才來鍛鍊新兵，損傷該有多麼慘重？戰事中的存活率或創傷後遺症，可想而知。若能存活，才能成就「老兵」。

凡人皆有生老病死苦，我們通常都有關心喜愛的親友，何況自己也是肉身之軀。離苦得樂是人生終極境界，陪伴病苦者得樂也是尋常的生活處境，兩種關注都很重要，其實互不矛盾。

就像醫療人類學家凱博文寫道：

照護會讓我們疑惑，讓我們焦慮……，有時候真的令人不愉快；……是一種會讓我們崩潰的東西。它也是我們做得到的事情中最重要的事之一。它從照顧他人出發，但最終卻是照顧到自己。藉由付出照顧，我們會認知到原來我們自己也需要被照顧……。也許在最後，這會將照護的靈魂轉變為靈魂的照護。

＊＊＊

疾病是一面放大鏡，它讓我們看見真正在意並希望珍惜把握的關係，平常可能看不清楚，此時，重要的存在卻會被突顯出來。

治療期間，由於並非隨時適合接受探望，我很期待親友日日傳來的好玩訊息或影片讓我解悶。看到有趣的，我便立刻轉寄給病友，只因明白病中之人都欣喜於有人惦記與分享。

第一次住院治療期間，我和鄰床一位罹患血癌必須骨髓移植的年輕人成為朋友，我最常轉訊息給她，以為打氣，若獲得回應，便是得知她是否安好的方式，不需言語，只要看到「已讀」也能令我安心。遺憾的是，某天起，我傳的訊息就再也沒被讀過了。至今我仍留著我出院時她寫給我的謝卡，我誠心為這位樂觀開朗的年輕女子向上天祈禱。

病中之人需要的不一定是見面探望，電話或簡訊也都是很好的方式，可以讓病人免於社交孤立的感覺。治療期間，有些朋友持續地以飛鴿或簡訊傳遞掛念問候，偶爾接到這些朋友的不定時來訊，總令我深感溫暖與開心。像是彭芳谷教授每週來電，雖然老人家都是簡單問候，但高齡長輩的掛念，總讓我倍感溫馨與感激。阿琯隔陣子就寄來美麗的明信片，都是她出國蒐集的紀念品，她把珍藏寄給我，就像是傳遞特別的問候與祝福，每回收到我都貼在牆上，就像看到老朋友的笑容一樣。

有位遠在他鄉的學生無法來探望，卻說出最令我動容的打氣話：「老師，妳的存在就是對我們最大的安慰。」

同事牛角話不多，甚少用言詞表達關心，卻隨時準備趁天氣好轉和我的免疫力回升時，帶我出門兜風。

好友點點平常忙得雖不會主動來電，但只要我傳訊息，幾乎都是立刻回覆，盡量不讓我等待，甚至還細心留意我可能合用的衣物用品，購齊後一次遠道送來。

哥一日照三餐甚至五頓的問候，在我半年的治療期間未曾中斷過，甚少做家事的他，還曾在我疲累躺下時，幫我擦地清潔。如此堅定的手足之情偶爾也讓我熱淚盈眶。

我的學弟阿雄，他的拍片工作非常忙碌，但在我心情最低落時，仍排開時間到醫院陪我回診，甚至當我逐漸恢復公開活動，更常駛過大半個台北盆地來接送我。無須言語，就是給予我溫暖的照護和擁抱。

老同學野獸輾轉聽聞我生病，很認真地當一回事，主動聯繫曾經有過化療經驗的遠方老友小蓮，因為他認為也許小蓮能提供我必要的資訊及協助。我非常感謝兩位久違同學的主動聯繫與關心。小蓮在我治療期間的遠距陪伴與經驗分享，非常受用，甚至開啟了我對宗教與生死的思考。那樣的對話，似乎只有身歷其境過的人才敢於、才有信心提出交談。

一位學界前輩是虔誠的天主教友，經常傳遞好看的遠距相關訊息給我，當他知道我在思索人生與宗教的問題時，便主動幫我聯繫一名並不相識的神父，神父很忙碌卻仍常在電話的那一端問候我，還寄了許多好看的書籍給我。當神父來電和我討論讀書心得時，我說第一本選讀的是《神啊，祢是來整我們的嗎？上主的美善vs. 邪惡的苦難》（*Where the Hell Is God?*），神父笑了，說他也猜我會先挑這本來看。那是一本有趣的書，有故事和思辨，卻不太說教，後來我也向其他正值困頓的朋友推薦此書。

在我開始治療時，本來就常住新竹的老師接下新的工作重任，原以為開學後就無法經常返回台北看望我。可是，老師一直掛念我，當他得知亟需高蛋白飲食的我不會烹煮肉食、卻未找到人幫煮晚飯時，便常在下班後趕回台北煮飯給我吃。當我在治療後期心情陷落而變得被動後，老師更是盡量趕在太陽下山前到來，領我走出屋內曬太陽、散步。

老師的話一向不多，以前相處時，通常是我在說話；當我變得沉默寡言後，他經常不知道要跟我聊什麼。老師很有意識地不跟我談工作上的事，要我完全放下、清靜、休息，多是描繪他在捷運或高鐵上看到的人事物，或把今日國際新聞說給我聽，但都是三言兩語就報告完畢。

有一次吃飯時我們大眼瞪小眼，悶到快發慌的我，居然請老師跟我說笑話，記得老師先抱歉地說了一句：「我不太會講笑話欸。」然後想了好一會兒，終於說了一個他在中國福建的田野故事，內容涉及一對兄弟之間對話時不雅的閩南語口頭禪，老師當時在一旁聽得驚奇發噱，他們彼此高來高去卻渾然不覺有何不妥。老師不好意思地邊說邊笑，一個笑話說得出現好幾個頓號，記得當時那真把我逗樂了，每每思之那個畫面還是會笑。

時至今日，我仍衷心感激這些親友們的照護，不論次數與長短。他們的照護並非基於期待我可能的回饋。事實上，絕大多數我都無法立即回報，只能放在心裡，期待來日方長。他們就是單純的誠心照顧，如同牛角所言：「只要妳會好起來。」也像老師說的：他不願見到（他心中）像我這樣優秀的年輕人倒下，他要把我拉起來。這些親友們，尤其是老師伸出的救援之手，真的把我從谷底拉了起來。

他們不一定知道自己的照護付出，就算只是簡單的言行，都在我辛苦的治療之路上，扮演重要的正面作用。這些令我感激的親友都是我生命中的貴人，老師對我的照顧更是恩同再造。

✽ ✽ ✽

生命誠可貴，是因為有這些美好。良好的照護所形塑的關係，是神奇的療癒。我相信，如今母親的心裡一定也有著和我同樣的感想，儘管她不曾用言語這樣表達。她更加頻繁的笑容、一日比一日開朗的生活舉止，一定都是接受良好照護後的直覺內化反應。情緒是照護結果的最佳反映。

母親與家人都已走出不了解病況的黑暗隧道。在進入隧道之初，母親常成為家人之間衝突與誤解的原因。如今，因生病而糊塗的母親變成非常可愛的老奶奶，是把家人團聚在一起的混凝土。當前，母親和家人的關係與互動之美好，幾乎可以稱為家中的黃金時期，親子關係如此，婆媳關係如此，家人之間的關係也如此。

我常想，這一切，如果不是因為母親的病，如果不是家人共同度過了體悟生命的邊界，不一定都能把重要的人事物看得那麼清楚。

重病除了是面放大鏡，也像羅馬神話中的門神雅努斯（Janus），祂常被描述成有前後兩張面孔，回顧過去、展望未來。重症就和這個門神一樣，一面是毀滅性的，把很多過去的延續都打斷裂了，但另一面則是建設性的，代表著新的開始與轉型。

斷裂與疼痛的那一面終究會過去，但喜樂與重建的那一面卻可能迎向新生的關係。而且，感激和愉悅的情緒將可能超越記憶的時空，長長久久。

Chapter 04
第四章

自救的身體

小美一個人坐在客廳，望著黑壓壓的電視螢幕發呆。她不想看電視，也不知道怎麼使用數位有線電視，心裡嘀咕著：「以前按個鈕就能找到想看的節目，現在東一個盒子、西一個遙控器，搞不懂，而且都是舊節目，不好看。」

外頭下著細雨，朝東的屋裡有些昏暗。小美沒想過白天也要開燈，她甚至晚上短暫進出浴室或廚房時，也常不開燈。不知是為了省電，還是眼睛畏光，或只是想省卻動作，小美就和許多老人家一樣，他們從沒交流過這回事，卻都有這個習慣。

「天天都是禮拜天就好了。」小美心裡想著，又輕輕地嘆了一口氣，嘴角下垂，眼神酸苦。兒媳孫子都上班上學去了，下午就她一人孤伶伶地在家。小美習慣早起去健身中心運動，中午回來自己隨意弄飯吃，吃完飯後就沒什麼精神了。但小美不敢午睡，她怕白天休息，晚上會睡不著。失眠的夜晚，比無精打采的白晝還要難熬。

小美坐在沙發上胡思亂想，看到什麼想什麼。茶几上有個杯子，「對了，我那個很漂亮的蓋子怎麼好久沒看到了？一定又是哪個傢伙趁我不注意把它丟了，老是偷丟我東西！」

小美抬頭逡巡室內，瞧見神台，心裡又叨念著，「怎麼都是灰？我早上不是清過了嗎？怎麼又這麼多灰？有人動過嗎？」

正要起身查看，順手摸到椅墊，低頭瞧，小美心裡又嘀咕起來：「奇怪，椅墊什麼時候變成這個了，以前我買的那個質料很好的椅墊呢？」一連串的困惑浮上念頭，小美不知道這些不對勁什麼時候發生的，愈要想，愈想不起來，總想不起來，令小美疑惑心慌。

獨自坐在這裡，看著生活了三十多年的客廳，小美突然感到心慌，覺得自己正在變笨、變笨、變笨。站起身，她決定出門，不想呆坐在一個人的客廳裡，被莫名的不安吞噬。

個子嬌小的小美穿上紅外套，撐起傘，慣性地往運動公園的方向走去。她其實很累，並不想運動。「下雨還會有人運動嗎？去看看吧，說不定能遇見熟人，講講話就好了。」小美心裡這樣想著，繼續往前走。路旁摩托車的椅墊都濕了，馬路也濕漉漉。

突然，小美想起：「啊，我忘了蔡小姐要來，糟糕！」立刻轉身，小跑步地往家裡方向去，跑啊跑的，大口喘氣地進了門。

沒多久，蔡小姐按門鈴，小美開了門，笑瞇瞇地，在心裡對自己說：「還好沒被發現又忘記了！」

小美不知道的是，剛才她像小朋友一樣在路上跑回家時，遠遠地蔡小姐都看見了。居服員還錄影下來傳給小美正在上班的兒女媳婦們，並附上旁白：「我又看到阿姨了，這個時間，她又跑出來了，不知道要去哪裡？現在往家裡的方向去了。」

母親的生命力旺盛，活動力也很強，這些就老人家而言本該是令子孫開心的特質，在母親的失智症狀陸續冒出後，曾經變成令家人無奈的頭痛問題。家人擔憂「身體好但腦子不好」的母親，出門時可能發生意外或突然忘記如何回家。這種憂慮日日掛在家人心上。

相當長的一段時間裡，腦子已出現狀況的母親仍自顧自地如常出門，家人莫可奈何，即使用盡方法讓母親攜帶手機、名牌、追蹤器等，母親永遠有辦法甩開這些討人厭的東西。每每家人返家後看不到母親，都只能苦等她平安歸來。

二〇二一年的母親節那天，哥特地一大早爬起來，趕在母親出門運動前「逮住」她，一再叮嚀：「今天中午大家都要回來給妳過母親節，中午早點回來喔。」然而，午時一到，全家都到齊了，除了母親外。老叔也買了花束和蛋糕前來過節，我也準備了低糖蛋糕、煎了巨型干貝、燉了鮑魚送來給家中三位母親嚐嚐。大家一直等，等到食物都涼了。快一點鐘時，怕海鮮壞掉，桌上佳餚被送進冰箱。

一家人坐在客廳繼續等待，笑說母親果然忘得一乾二淨，只好有一搭沒一搭地一邊看著《烏龍派出所》（こちら葛飾区亀有公園前派出所）、一邊閒聊。等著等著，所有人都好餓，想切蛋糕來吃，但哥怕大家等會兒吃不下飯，不讓吃甜食。終於，一點半過後，耳朵靈敏的大姊突然喊道：「有人開門，可能是媽！」全家都轉頭盯著陽台的毛玻璃門。

那天風大，陽台的落地門是關著的。當母親的小小身影透過毛玻璃現身時，所有人開心大叫，我更是忘情地拍手高唱童軍歌：「真正高興能見到你，滿心歡喜的歡迎你，歡迎、歡迎、我們歡迎你！」母親拉開玻璃門看到我們如此熱情洋溢，笑問：「怎麼你們都在家？」母親的孫子已快餓昏了，兩人一擁而上，請奶奶上桌，大姊和大嫂忙著進廚房熱菜。

＊＊＊

我曾問過母親：「妳天天出門是想去哪裡？會不會累？」母親回應了很多，雖然拉拉雜雜的，我卻得出一個清晰的理解。原來，母親出門，就像是一種本能性的「自救」。

母親長年在健身房運動，習慣了天天出門，很外向，怕無聊。但是，近年來，母親意識到記憶力似乎陸續出狀況，體力也逐漸下降，於是便自動縮短了去健身房的時間，下午大多留在家裡。這種時刻，最是寂寥而令人恐慌。

母親從來都不是單純的家庭主婦，並沒有發展出在家中整暇以待而自娛的習慣。她從年輕起就出外工作，下班後還繼續承擔上有老、下有小的繁重家務。父親過世後，母親才走進健身房，生平首度開始為了自己而追尋樂子。但這樣的樂趣，也是在健身房和同齡女性朋友一起而逐漸創造出來的，有伴。即使運動返家後，母親仍持續扮演為了兒孫買菜煮飯的角色。也就是說，在家中，母親從來就是個不曾停歇的勞動者，而非偶爾得閒享受居家生活的主婦。

當母親逐漸無法再負責買菜和掌廚後，健身房的朋友也因老化而各自散去。母親的運動時間遞減，在家的時間增加，但身邊無人、沒事可做，都令母親心慌。向來讓她忙裡忙外、活得有自信尊嚴甚至充滿主導權威的擅長事務，尤其是煮飯，都被迫一一放下了，卻沒有新鮮事物來填補空缺。

母親對我說：「我一個人在家，就這樣呆呆坐著，覺得愈坐愈笨，這樣下去不行。」所以，母親總想出門。即使沒有要做什麼的特定目標，她也不想坐著變笨。她的本能是去到有人群的地方、去看外界的生活、去尋找新鮮風景。母親想重拾與外在的連結，那個連結能減輕她的孤立感、轉移她的注意力。

母親本能地在自救。

如此充滿生命力的母親，也許反映出不少失智症或孤獨老人的處境。他們向外跑以自救，卻不一定能獲得外界的良好回應。

偶爾，家人會在黃昏市場找到母親，看見母親站在菜攤前跟認得的菜販講話。只是，別人都不太理睬她了，但母親還是繼續試圖跟人說話。

某天，母親又跑出門，家人遍尋不著，情急之下只好報警，最後是在附近的社區活動中心裡找到母親。家人都不知道為何母親會出現在那裡，只能猜想母親應該是跟著熟人走進，或是被一時的熱鬧吸引住了。

二〇二一年疫情升溫期間，健身中心關閉，母親的生活規律被打斷，失智症狀況惡化。疫情過後，家人便不再為母親續約會員，不敢再讓母親單獨出門。只是，兩、三年過後，母親仍偶爾突然現身健身中心，然後家人就會接到工作人員來電。家人總是致歉，工作人員已明白母親的狀況，無法進入健身中心而感到錯愕的母親也總是跟人家說：她要取回放在置物櫃裡的東西——母親仍保有讓自己下台階的應對進退能力。至今，母親仍時不時表示她要去健身中心把盥洗用品帶回家。

母親依然存有健身的記憶與渴望，儘管她的體力已大不如前。現在通常只是散步走路，有時甚至不想出門。但直到二〇二三年，當我偶爾問母親：「今天做了什麼？」她仍常回答：「早上去健身房，剛回來沒多久。」有時她以為自己還在持續運動。

＊　＊　＊

或許，在母親的自救遭遇中，偶爾也有光亮的時刻，只是我們不一定想像得到究竟發生了什麼事。

有一天，母親出門回來後，就換了個髮型。家人發現母親身上並沒有錢，問她在哪兒做的頭髮？有沒有付錢？母親的回答前後矛盾，糊里糊塗不可靠。大嫂趕往母親以前常去的美髮店詢問，美髮師說母親並沒來過。最終，沒人知道母親究竟在哪裡做的頭髮、是否帶的錢都付光了。而母親在家人的笑鬧聲中卻得意地說：「我經過美髮店，老闆就喊我進去，幫我燙頭髮，沒有收我的錢啊。」聽了母親的話，家人相視而笑。無人相信母親的敘述，但故事已不可考，母親開心平安就好。

母親的狀況愈來愈多，雖然終於接受居服員蔡小姐每週固定三個下午的陪伴，不過為時僅半年就結束了。甚至，那段期間，母親也經常忘了居服員要來就自行出門，讓蔡小姐空等許久或白跑一趟。

但是，母親真的毫無記性了嗎？似乎也不是。即使腦部認知受損，記憶顯然仍具有選擇性。母親的記憶像個謎，也會有令人意外的驚喜，有時似乎也看事情在她心裡的分量而定。

情緒可能也主導了母親的記憶與認知反應。

像是有一次，哥下午請假要帶母親去醫院回診。午飯後哥對母親說，他小睡片刻後就帶她出門，母親也回說好。結果，哥起來後，母親又不見了。哥在附近市場、土地廟找了一圈，不見人影。突然，哥靈光乍現，趕赴醫院。果然，遠遠地，就看見母親乖乖地坐在候診區的椅子上，她居然自己找到了診間。母親記得今天要看那位非常親切、最令她安心的醫師，只是忘了是兒子要帶她去。

那段期間，在蔡小姐不會來的日子裡，我偶爾會跟母親約好下午回去陪伴她。通常，我都是一早趁母親還沒出門時先打電話給她。家人已習慣了，跟母親約定都要有心理準備她很可能忘記。但是，每次我返家前再打電話給她，每回她都很快地接起電話，然後我會故意不提醒母親我們的約定，佯裝問她：「我之前有打電話給妳嗎？」母親總是能準確回應：「有啊，妳早上打過，說要回來。……妳要回來了嗎？」

每每聽到母親這樣回應，我都想掉眼淚。母親沒忘記我跟她的約定，每次都在家等我回來，她甚至因此連上午的健身房都不去了，就怕自己忘記趕回家等我。其實，我每次回去陪伴母親，並沒有特別做什麼，通常只是隨便聊，她在沙發上坐著坐著也就睡著了，我就在一旁看書、工作。偶爾得空時，我也可能躺在沙發上，和母親一起睡午覺。只要有家人在一旁，母親便覺安心，安心就放鬆了自然睡著。

也許，在母親不斷萎縮的短期記憶庫中，還是有優先排序之別，情緒意義對她依然重要，是決定反應的關鍵。

＊ ＊ ＊

母親經歷過的白天憂鬱，我在治療後期也深有體會。那段心情陷落期間，每天早晨醒來後我的第一個念頭常是：「啊，距離療程結束又少了一天，總算。今天還要繼續熬。」然後，又開始腦茫茫心惶惶的一天。

那是一段時間被庶務塞滿了、卻窮極無聊的日子。

進入治療後期，時間的速度感變得極為緩慢，尤其上午的時光緩慢到宛若停滯似的。每天早上起來後，認真細緻地執行一連串的身體功課，像是燙牙刷、刷牙、洗臉、吃早餐、再燙牙刷、再刷牙，然後惶惶地做著當天認為該做的事，不是心不在焉就是老牛拖車。接著，又繼續認真地吃午飯、燙牙刷、刷牙，然後又不知所措、心不在焉、蝸行牛步。

治療期間，耗在看醫生、排隊等待治療及檢查、清潔身體衣物和居家環境的時間很多。如果沒有出門開會、約訪或去醫院的行程，不少的日子就像這樣週而復始地塞滿身體照護的重要瑣事。

這些週而復始的瑣事，讓我想到出家人的修行：早課、晚課、早課、晚課，只是他們的目標不是身體的照護，而是心志的約束和自律磨練。

雖然我做著有如早、午、晚課的原因，與心志鍛鍊無關，但日日重複忙著固定的身體功課，那種無趣的直接感受，難免衝擊內在，不禁也令我朝往兩個方向的心智思考，一個是以身體紀律為主的內向關注，另一則是反向思考「我在哪裡」。

原本的我，習慣於外在探索和意義追尋；而治療中的我，無法向外探索，也無力從事以往熟悉的意義追尋。此時，簡直有如失去生命的座標，只剩眼前的生存責任和目標。我失去了由內而外的意義感。

在此之前，我的理性與感知向來還算協調，此時卻已各走各的路。我真實體會了什麼叫做悶得慌，卻也慣性地用抽離的眼光看待自己的處境，分離的狀況讓我明白自己遇上了麻煩。

所幸，我在母親身上看到的生命力與韌性，始終讓我相信，因為有她的遺傳，我應不至於憂鬱過度。當我在治療後期情緒跌落谷底時，好友同樣認為，我也擁有自救的本能。

最早清晰指出我的本能、呼喚我看見更多內在能量的，是好友點點。那一天，我就和病症初期的母親一樣，獨坐家中感覺悶到慌。但我無法像母親一樣跑出去，當時我的免疫力正低，只適合與人通話，而非走入人群。然而，大白天的，親友都正在忙，要找人談心並不容易。無法獲得我需要的外界連結意義，讓我更感低落。

多年前，我曾思考過失去連結的困頓感是怎麼回事，儘管我當時的處境，與生病的母親和我在治療期間的狀態差異懸殊，但意向雷同。一九九六年底，我面臨人生第一個大轉折點，決定到澳洲自助旅行一個月，途中遇見許多來自世界各地的旅人，多數都是和我一樣的隻身背包客。每個人都有自己的故事，想找人說話時，就看正好碰到誰。當時我對這樣的「孤獨星球」現象頗生感觸，曾隨筆創作一首命名為〈投手的心情〉小詩，最後兩句是這樣寫的：

沒有捕手的海邊，只有投手在孤寂漫步。

等不到人來接球，想拋球的人難免落寞。要病人主動拋球，尤其不容易，因為耐心的捕手很少見。閉門羹若吃多了，久而久之，病人可能不敢再拋球，多以滾球為信號，最後甚至不敢拋、擲不出、也拋不動了。

我之所以還敢持續拋球，除了自救的本能尚有餘外，好友的耐心更是關鍵。尤其衷心感謝點點，她總是以充滿同理心的姿態，迅速回應我拋過去的球，讓我得以有勇氣持續拋球。每當我傳訊息問她是否有空陪我說說話時，只要不是正在上課或開會，她幾乎都是立刻放下手邊的工作，陪我一段。

點點明白好久沒能享受社交生活的我，無法開啟話匣子。因此，她總是極富同理心的主動說話，跟我說她母親的小擺飾、父親種的花草、學生的創意等。點點知道她只要說，我就會喜歡聽，因為那時我需要的是陪伴、是和大千世界的連結感，只要不是負面能量，內容不拘。她就這樣說啊說的，我聽得津津有味，還能回報以笑聲。而且，這樣的對話其實並不需要很長的時間，就能夠補給我至少一天的好能量，令我非常感激。

＊＊＊

病人想要的，也許在對象或對話的內容上各有不同，卻可能都有一個共同的方向，就是他人能夠給予「活在當下」的陪伴。

著名的存在主義心理學與精神醫學專家歐文・亞隆（Irvin Yalom），在《一日浮生》（*Creatures of a Day: And Other Tales of Psychotherapy*）中提到他和一位癌末患者艾麗的治療互動，其中兩段提及兩人各自的想法，令我深感切中要旨。

艾麗對癌症與面對死亡有著深刻思考，她在寫給亞隆看的筆記中如此抱怨：

> 對方明明是個對臨終認識不深的人，你卻不得不跟他解釋自己的情況，這種情形我很不喜歡。歐老（指亞隆）則讓我很自在，他不怕跟著我一同進入幽暗。……他們動不動就問：「妳要做多久化療？」這問題很煩人，他們難道不知道？他們難道不知道我的病是不會放過我的？我需要的是那種可以坦然凝視著我的人。歐老就很懂得這一點。他的眼光從不閃躲。

而亞隆覺得，艾麗讓他更為確認了一個原則，那是他從事心理治療幾十年來屢屢從病人那兒學來、忘記、又被提醒的不變原則：

我能提供最有價值的東西，就是我全然活在當下，就只是陪著她。千萬不要想去說些聰明智慧的話語。無須去尋找有力的解釋讓事情改觀。你的工作就只是為她提供你完整的當下。信任她會從療程中找到自己需要的東西。

就陪伴重病之人而言，無論是日常生活中的一般親友照護，或專業心理治療的協助，陪伴的基本原則其實很初心，就是活在當下，用簡單實在的方式給予病人陪伴和外界的連結，就非常足夠了。

我本是樂於做田野的人，一向對世界充滿好奇，喜歡與人聊天。我雖然有機會經常接觸非主流的生命經驗，也常被視為對邊緣弱勢者具有同理心。然而，在生病之前，我從來沒有體會過第一次拋球就被點點穩穩接住時的那種心情。那種在長期孤寂中偶獲的被接納感，讓我深刻體會到，原來瑣碎的日常對話，可能帶來如此深層微妙的療癒感受，哪怕僅是瞬間，只因重回了與熟悉日常的連結。

連結，是病中之人的渴望關鍵字。

我和母親一樣，我們都需要連結。聰慧善良如點點的親友，明白日常生活的簡單交流分享，便是能給困頓中的我送上的最好連結。

有一回，我就這樣聽點點說了好一會兒，突然意識到耽誤她的工作太久，正覺不好意思時，點點如此安慰我：「妳覺得難受時就找人聊天，這樣做很棒！」她繼續說：

跟憂憂一樣，把腿抬起來就對了！

憂憂（Sadness）是動畫電影《腦筋急轉彎》（*Inside Out*）裡的藍色女孩，矮胖，戴著眼鏡，缺乏自信，經常垂頭喪氣，主導人類小女孩萊莉（Riley）腦中的憂鬱和悲傷情緒。動畫中有一段，高䠷的黃綠色開朗女孩樂樂（Joy），努力地想把核心記憶送回萊莉的大腦總部，以挽救萊莉的心情。但樂樂和憂憂迷路了，憂憂覺得一定完蛋了，立刻軟趴趴地躺下。

好在，在萊莉腦中迷路的憂憂仍有求救的本能。因沮喪而躺平的憂憂抬起了一條腿，就是那一條腿，讓樂樂得以施力，把憂憂拖出困境迷宮，拯救了情緒陷落的萊莉。

很可愛的故事。

點點說：「憂憂把腿抬起來，就是求救的本能。」而我主動想找人說話，就是表現了把腿抬起來的能力。

憂鬱，是因為斷裂，與原本熟悉的生活步調和人際互動斷裂，與原本以為屬於自己的記憶和能力斷裂，與如何度過當下和望向前方的自信斷裂。

當斷裂的感受出現，若能意識到自己的處境，能夠自救或求援的人，改善心情的最佳方法，就是避免持續內縮，盡量往外看，如同點點說的，「把腿抬起來就對了。」

＊　＊　＊

十多年前吧，某日我和一位個性內向的朋友聊天，不知為何聊到心情這回事，只記得我說：「我要是心情不好，就出門看看或找朋友聊天，就不會繼續心情不好了。」我印象很深刻，朋友的表情帶點苦澀微笑，幽幽地回應我：「妳就是那種不會得憂鬱症的人。」當時我愣了一下，我從未如此想過，但我理解她的意思。她是指因為我會主動出門去找人聊天，所以不會真的陷入憂鬱；真的陷入憂鬱的人，走不出去了。

但是，真的一定走不出去了嗎？或者，更重要的提問是，在從走得出去向後退到走不出去的那條界線時，有什麼機會能把即將陷落的人拉回來嗎？

自救無疑是最重要的能力。無論自己原本的個性如何，能夠認識自己的情緒反應，是最好的自救前提，至少能較早就意識到變化，給自己機會以避免持續陷落。當然，每個人適合的自救方式不見得一樣，有些人適合往外跑，有些人反而適合安靜自我思考，或者，讓自己在兩種方式之間來回移動摸索，也是一種可能。

無論如何，低落時分，雖不好受，但也是與內在對話、認識自我的最佳時刻。自救之前，必須先能夠看見自己的處境，所以，向內看和向外看，著實都很勇敢。

除了自救的能力外，當病人處於這種渾沌未明的幽微時刻，旁人的態度與反應也可能影響病人情緒復原的能力。伸出援手這個簡單的助人道理可說是路人皆知，但是，知易行難。而之所以知易行難，不一定是因為缺乏善意，更可能只是由於對身邊生命的不敏感，且這樣的日常疏忽並不稀奇。

凡人皆有心情不好之際，一般而言那不會成為大問題。但生命也可能遇到較為長期的困難時刻，即使原本樂觀開朗的人，也有可能因此陷落慢性低潮，這便是需要關注的生命處境。

親友可能明白病人的身體處境，卻可能忽略了病人的心理處境，而仍以尋常的理解或對待來想像、回應病人的言行舉止。甚至對病人拋出的心情求援球，可能因覺得無聊或沒空理會，而不願接球。或者，因無知於生命倫理的應對進退，而不知如何接球。

我曾如此錯失父親拋出來的求助球。前一章提到，父親癌症復發前免疫力大降，當時父親一定很憂心，但不願對子女表現出緊張的樣子，便以慣常的輕鬆方式告訴我他長了帶狀皰疹。我聽聞時其實內在很受衝擊，卻仍用自以為是的愚蠢幽默來掩蓋慌張，而不是當下陪著父親一起誠實地面對狀況。

治療期間，因為自我處境和情緒的位移，對於旁人對病人心情的日常疏忽，我突然看得比較清楚了。其中一次的經驗尤其令我警醒，汗顏自己是否也曾因過於忙碌，而變得對他人的迫切需求盲目？

有一回白天我又覺得悶到慌，渴望找人說話，但又正值免疫力低落，只好拿著手機東想西想：「這個時候可以打擾誰呢？」雖然有些朋友一直很善待我，但大家都忙，我也盡量迴避連續打擾特定的朋友。於是，那一天我寫訊息請問一位我尚未曾打擾過的朋友，因緣際會，我在生病之初就告訴了她我的情況。平常我打擾人時，可能收到的回應若不是可以立刻陪我一段，就是正忙，看是稍晚打給我或是我去試試其他朋友。但是，這次朋友的回應讓我思索良久。

朋友說，她正為了明天的一件事在忙，沒有空。然後明天要上課，後天要開會或跟學生討論之類的事。接著說大後天可以，跟我約大後天再聊。

我相信朋友並非敷衍我，不然毋須詳細說明，更不需努力排出時間約定。只是，朋友的反應當場帶給我的衝擊，並非她一時之間無法陪我說話，而是朋友在接收到我心情不好悶得慌想找人說話的訊息後，竟以尋常科層體制中常見的辦公時間規畫安排，來回應我的求助私訊。

在忙碌的工作中，未能預先排進行事曆的活動插不進來，這種被事情填滿的感受我很熟悉。只是，我未曾想過，就算只是跟憂鬱的朋友聊一下，也要按照工作邏輯來排定日期。即使良善如這位朋友，平日很關注正義與弱勢，但忙碌卻讓她對旁人日常處境的敏感度下降。這樣的回應令我驚覺，以前忙碌不已的我，是否也曾關注遙遠的弱勢，卻在不經意中怠忽身邊之人？

二〇二二年，已然又充滿朝氣的我在錄製 Podcast《人類學家的眼睛》，編輯要我找出當年的涼山田野筆記，與聽眾分享。其中一段是我出版 *Passage to Manhood: Youth Migration, Heroin and AIDS in Southwest China*（後譯寫為《我的涼山兄弟》）專書的前一年，再度重返田野地時寫下的感觸。當時的反思讓行文至此的我，非常有感，在此記錄以為警惕。

每年我回來，回來前都會幻想情況可能比較好了，我的論文的論點也許不再存在了，已成為過去。結果，每次回來都聽不到好消息。那一代仍是繼續不好下去，新一代的都跑光了，也許機會比上一代多，但誰知道他們會面對的是哪些危險？死亡、坐牢、女孩吸毒的事繼續下去。

有時我會想，當我寫論文的時候，努力以理論去分析，但愈分析就離實際的悲苦愈遠，儘管我的確將他們的悲苦控訴到一個更高的層次，但是，其實，所分析的內容也離渺小的悲苦愈遠。所以，偶爾回來，再度靠近這種悲苦是對的。否則，我就只會「分析」了。（二〇〇九年三月七日田野筆記）

當我們忙於望向高處或遠方、忙於被工作追趕時，偶爾會忽略一些以為瑣細、但對我們所關心的人而言卻可能很重要的事。

✽ ✽ ✽

其實，困頓之人、正值難受當下之人所需要外界給予的，有時或許只是短暫的片刻，無須太久。就算無法誇張地說一時半刻堪比永恆，卻得以說那樣的彈指之間可能是挽救人於陷落的關鍵時分。

在心情不佳演變成慢性憂鬱之前，好比從初期斷裂擴大為顯著孤立前，仍有一段過渡期。從病人感受到斷裂，開始求救，如果能遇到好心人接球，就算斷裂仍然存在，病人也許就不至於終究陷入孤立，導致無法抬腿，甚至連滾球拋信的能耐勇氣都失去了。

不過，無論能否遇上好心人，自救仍是根本之道。甚至，自救的能力也可能改變他人的回應方式。在英語中，人際關係被視為一種化學反應，意即在此。

球在自己手上，他人的確可能選擇接球與否，但自己也可以選擇如何處理球。必要時，求救之人也須重新學習拋球的意願和姿勢。滾球就是一種能力。

我常想到母親站在菜攤前人家不睬理她的窘境。以前母親買菜時經常聊天的菜販，如今覺得她一再重複問話很不對勁，久了便不予理會。但是，此時的母親除了短期記憶受損外，其餘的語言表達、社交認知、情感和邏輯能力仍大致良好，且她一向自重而不輕易打擾人，卻落到菜販不理、她也不走的境地。

或許，認知能力已顯混亂卻正在自救的母親，覺得站在熟悉的菜販身旁就有安全感，因此顧不得人家的臉色不好看。而原來的關係連結就這樣愕然地從彼方被切斷，母親的感受一定是情何以堪，卻難以反應。我心疼母親的處境，卻也為母親的

「滾球」能力感到欣慰。

治療期間，我也曾有如人飲水的體會，但多數時刻，我算是幸運的。即使偶有不順，我也明白那將會過去，待康復後，我仍有機會重拾甚至創造連結。所以，我雖能體會母親的心情，但處境仍與母親所承受的永久性改變大為不同。

我衷心感佩母親的韌性，她遭受如此快速多變的挫折，依然保有自救的生命力。甚至，年輕時堅忍不拔、中年後被生命鍛鍊得偶顯頑固強勢的母親，老年遭逢失智症，卻學會了示弱的美德。

那種美德，我也在病後逐漸習得。那是一種新的能力和勇敢，不僅協助了自己，也創造出新的良善關係。

Chapter 05

第五章

新的關係

小美的媳婦知道她喜歡看動物頻道，轉到了企鵝節目和小美一起看電視。媳婦問：「媽，上次我們去動物園也有看到企鵝啊，妳還記得嗎？」小美很有自信地回應：「我們那個大水溝裡就有啊，土地廟旁邊也有人在養，不用到動物園去看。」媳婦笑出聲，她知道小美把疏洪道裡偶爾可見的水鳥、還有以前人家養的鵝，都想成企鵝了。

小美對人事物的類比連結，有一套自己的情緒和認知邏輯，可能是她喜歡的、奇特的、可愛的、形狀的、特徵的、掛念的、幫助過她的、曾經對她不好的，諸如此類。在不同的時空下，她的聯想座標會突然推出怎樣的類比，說不準，經常讓家人捧腹，有時則令人摸不著頭緒。

家人已逐漸明白小美的邏輯處境，大多幽默回應。這時，雖然小美不一定清楚自己又鬧了什麼笑話，但是看到家人笑，她也會跟著笑。偶爾，小美還會企圖替自己挽回面子，跟家人鬥嘴：「你要是活到我這把年紀，就知道了。不要笑我。」

在家人的眼裡，小美不是日日鬧笑話，就是找麻煩。所幸，小美和家人都逐漸找到彼此接納應對的方式。小美最為依賴兒子，他對母親認知生病後的生活形容就是：「每天都在找、找、找，這就是我的日常。」

小美成天掉東西，兒子和媳婦就天天幫著她找東西。在她包羅萬象的套房裡，可能搜出各種以為遺失的或莫名其妙的物品，像是錢被仔細包在透明塑膠袋裡黏在牆壁上、從來不吃雞屁股的小美衣櫃裡會出現一包這種食物、不知裝過什麼的塑膠袋臭得令人想吐。

母親節那天，女兒送給小美一個紅包，提醒小美的兒子幫忙收好。才一晃眼，小美就忘記紅包放在哪裡。兒子又幫著小美一起在房裡搜尋，東翻西找時，突然，小美問兒子：「我們在找什麼？」兒子莫可奈何地笑翻了。

有時兒子和媳婦找不到東西或搞不定小美，就會緊急電召住在附近的大女兒返家安撫，偶爾也會讓小女兒或孫子透過電話隔空轉移注意力。掐指一算，密切關注小美且能讓她安心接受照護的家人，共有六位，三代共處。然而即使如此，偶爾小美發作起來仍可能鬧得全家人仰馬翻。

混亂有時很快就過去，有時拖得很久，端看小美的腦袋能否立即和外界接上線。

某個晚上，小美半夜突然爬起來，急匆匆地說要找雞，口中一直叨唸：「新娘要到了，趕快煮雞！」

兒子和媳婦聽到聲響，趕緊起床詢問怎麼回事，只見小美急呼呼地要他們不要囉嗦，一再說著：「快一點，新娘要到了，先燒水！」小美非常著急的樣子，令家人一頭霧水。

突然，媳婦問小美：「媽，妳要給妳兒子娶小三嗎？」小美愣住了，逐漸清醒。三更半夜裡，未眠的人笑成一團。

疾病會帶來人際關係的變化。然而，除了斷裂外，也有修復和新生的可能。這樣的改變，不僅包括病人與他人的關係，也包括病人與自我的關係。醫療人類學家凱博文教授照護罹患阿茲海默症的妻子十多年後，感想大致可如此總結：

人需要照顧他人，才能成為一個完整的人。

人的生命一定是從被照顧開始。那麼，更為延伸思考的話，人也需要進入照顧的角色，才能形成完整的生命照護經驗與感受。

照護有如一種拼圖式的磨合任務，彼此的性格、情緒與需求皆有凹有凸，如何搭配而讓彼此安適，需要兩造都能認識並接納自我及對方。

在疾病的照護關係中，照顧者一定需要很多調整，而病人必須相應調整之處其實也不少。只是，一般來說，照顧者的付出比較顯而易見，但由於病人因疾患而來的變動看似理所當然，反而較不易被看見為了接受照顧而主動配合的改變。如果也能留意被照顧者的行為和內在變化，對於照護關係中的雙方都能達成完整的生命經驗，一定會是正面的倫理與情感交流。

＊　＊　＊

二〇二一年五月，本土新冠疫情大爆發，當時由於疫苗不足與六十五歲以上長者接種順位較後之故（依不同時間點的規定被排在第六類或第八類），長者與照顧者的染疫風險都令人憂心。那時，中央政策公告暫停居家照顧服務員提供陪伴就醫、外出等服務，至於單純的居家陪伴服務，則多因聘僱雙方都擔心染疫風險而主動停止，失智據點的課程也幾乎全取消。

在此情況下，母親由於白天缺乏照顧和良好的外界活動刺激，狀況開始惡化，很快就發展為失智症中度。家人擔心母親，商議後決定大嫂先改為兼職，後來又辭職，由她在家陪伴照顧母親。

因照顧家人而不得已離職的現象，是相當普遍的社會問題。一般而言，女性最常面對這樣的抉擇困境。雖然，偶爾也可見聞男性為照顧失能的妻子、孩子或父母而離職。

無論是誰面臨「照顧離職」的處境，若能善用長照資源，應有助於自己的生活內涵與心理健康。政府的「長照2.0」可以提供部分喘息服務，中華民國家庭照顧者關懷總會的官網也可查詢到各種支持性服務資訊。當然，若國家政策與企業環境能持續健全公共性的長照資源，增加照顧者的選擇權，才能更有效地減少被迫離職以成為家庭照顧者的社會現象。

長期的全職家庭照顧大不易。在疫情風暴中，生活基本上回歸家庭，大部分的家庭成員相依為命以度過難關，家庭內的人際關係變得更為重要。經常聽聞的情形，不是摩擦增多更加緊張，就是珍惜當下更為互相理解，而前者似乎較為常見。

我的原生家庭算是幸運的。母親的子女輩人手多，且能達成共識，由一人主責陪伴母親，其餘人手視情況接替支援。此外，全家經濟情況尚佳，要支付母親的醫療照護與長期參與各式課程活動開支都不是問題。還有，家人在珍惜與母親的相處時光和保護高齡母親的共同目標之下，家中的關係反而朝向團結體諒，而母親在這樣的氛圍中，也明顯放心將自己交託給家人。因此，不論是哪個家人帶她看醫生，她大致都能安然接納，不再像失憶前一樣較為固著堅持。

在生命的重要照護時刻，愈來愈糊塗的母親，卻表現得愈來愈有智慧，常能恰到好處發揮示弱的美德，利人利己。

在華人世界中，共同生活的婆媳關係向來是家庭研究的一個焦點，說明這樣的關係張力顯著。母親原本就是有點傳統、又不完全遵循傳統的女性，在她和媳婦的相處上，同樣也有類似其性格的不一致性，有時表現出一如刻板印象中的婆婆，有時卻很體諒包容。婆媳關係雖不至失和，卻也是偶有起伏，距離忽遠忽近。總的來說，不脫那句老話，和女兒相比起來，媳婦彷彿是永遠的外人。

這樣的婆媳關係，當母親的認知惡化後，一開始有如雪上加霜，關係中的陰影或距離被母親顯得情緒偏執的腦部機制放大。每當母親受損的認知發作時，經常自我推論而出現幻想，只要找不到東西，就因堅信自己已收妥的印象，而認定是有人拿走她的東西未還、偷竊她的錢、扔掉她的衣物，這些不安甚至可能讓她進一步懷疑有人要將她趕出門，而媳婦就常成為她憂心幻想中的「那個人」。偶爾，其他家人也都可能成為「那個人」。

有時母親執著怪罪時，家人會如此回應：「那我去幫妳罵他，把東西要回來。好不好？」偶爾，母親的人情世故便會適時出現掌控局面，反而會說：「哎呀，算了算了，不要跟他講。」

我回家探望時，母親常拿出同一件衣服或物品，指稱是我放在她那兒的。儘管我說沒見過，她仍堅持就是我的衣物，不明白為何我不承認。母親的認知遭否定時，可能會表現出挫折的樣子，她的眼神很能忠實傳遞她的感受變化，我若見勢不對，便會說：「那讓我繼續放妳這裡好不好？我回來住時就可以穿了啊。」母親才會釋然不再堅持，甚至可能覺得她又幫了我一個忙。雖然下一回，她可能又會拿出來詢問我。每個家人都各自擁有與母親互動的常見戲碼。

一個懷疑若未能有效安撫終止，就可能擴大或衍生出另一個懷疑。避免和失智症患者硬碰硬，順著她的情緒認知方向引導溝通，對彼此都比較好，而不用在意黑白真相。溝通的內容以友善理解為上，真實與否可能並非重點，畢竟失智症患者不會記得你當下說的話，但會對你當下說的話有明確的情緒反應。所以，溝通的關鍵是當下的情緒，而不在於當下的是非之辯。

通常，母親只是幻想，最多私下碎碎唸。但是，偶爾想著想著，情緒也可能一湧而上難以控制，甚至也曾因感到害怕被趕出門或被勸阻出門而失控打人，連母親疼愛的孫子也挨過拳頭。大嫂剛開始辭職在家陪伴母親時，曾數次面臨母親突如其來的莫名攻擊。但當母親的情緒過去後，她卻什麼都不記得了，於她而言，不曾發生過任何衝突。然而，即使大嫂明白母親生病了，未將母親動手的事放在心上，也仍難免餘悸猶存。

那是一段艱難時期，因為疫情風險只能困在家裡，照顧的人和被照顧的人都很辛苦。當時，疫病來得急猛，而母親的病況與家人的應對，宛如照護關係中散成一堆的凹凸碎片，拼貼吻合的時機尚未到來。

＊　＊　＊

所幸，二〇二一年後期疫情警戒趨緩，大姊積極地幫母親尋找失智據點課程。資訊的來源可能包括：（一）醫院失智症共照中心的個案管理師提供，（二）長照A單位的個管提供，（三）自己上網查詢住家附近的失智據點，再致電詢問並報名。使用資格方面，失智據點是只要失智症確診即可使用，不須付費，但各項課程可能需要事先報名。

這些活動不僅讓母親重新接受良好的外界刺激、轉移負面注意力，也讓家人得以重獲喘息。據點的課程愈來愈多元，像是音樂治療，除了音樂本身能帶來愉悅放鬆的效果外，讓老人家配合節拍敲打樂器，有助於刺激聽力、眼力、認知與手部肌肉協調功能，對母親的情緒穩定幫助明顯。

順帶一提，有趣的是，母親的音樂課經常播放鄧麗君的歌曲。或許這是北台灣長輩流行歌的最大公約數？聽說南部的版本是〈望春風〉。讓我不禁好奇，母親這一代人，不論主要操持何種語言，都可能喜歡或至少熟悉鄧麗君的歌曲或〈望春風〉。未來，輪到我這一代人在長照中心裡集體玩樂時，我們會有哪些共通的歌曲呢？未來的照顧者會覺得答案好猜嗎？

就這樣，當家裡和外界的支持系統銜接得愈來愈好後，母親便逐漸恢復穩定，而大嫂本是不拘小節的爽快之人，婆媳關係又漸入佳境。兩人每天開心說笑，白日相伴。

二〇二一年底，大嫂因身體檢查選在週末住院兩夜。那幾天，母親醒著時，每隔幾分鐘就問一次大嫂去哪裡？全家要出門時，母親就擔心大嫂回來時家裡沒人在。母親對大嫂的掛念顯得時時刻刻，說明她對大嫂的陪伴依賴已深。當大嫂返家時，母親眉開眼笑。

婆媳相處融洽，而改善的照護關係，也明顯改變了兩人的自我呈現，母親和大嫂都顯得更加自信開朗。看著這樣的關係變化，我除了覺得吾家有幸外，再度對良好的照護關係帶給彼此的正面影響感到奇妙。

母親的孫子也是照顧她的特別角色，他們有空時就陪伴母親說笑、運動。遠在外地求學的大孫子，返家的重要動機就是「回家看奶奶」。母親對孫子的配合度非常高，兩個年輕人帶著奶奶運籃球，玩著手腦並用的變化遊戲，無疑最佳復健。孫子出門吃喝玩樂時，也常自動帶著奶奶，母親也喜歡跟著孫子一起玩。

我常看著母親的兩名孫子，當時一個還是青少年、一個才剛成年，平時儼然桀驁不馴、捉摸不定的天兵天將，總令父母抓狂，卻經常擁抱奶奶、對奶奶溫言暖語，喜歡大手拉小手牽著奶奶出門逛街拍照。不禁讓我想起，當年母親一手帶大這兩個孫子的情景。

兩孫娃從會爬、會站時，就開始把家具和牆壁當攀岩場，以各種角度和姿勢爬上爬下探索世界。當時母親一面做家務，還要時時眼角餘光留意孫子的攀爬進度，不時出手化解危機。但母親不曾對小孩大聲斥喝或臉色難看，她甚至是全家中對小小孩各種行徑包容度最大的成人。

孫子們的成長過程中，母親端出的菜色也明顯開始以小孩為主。知道孫子愛吃炸雞，又不希望他們去外面購買食材不佳、用油可議的雞塊，母親常特別為孩子們在家裡做炸雞。光是選肉、去皮、去脂，切成適當小塊並醃製，就全是母親的祕方，外面賣的全比不上。或許就是這段兒時祖孫互動的心意與耐性，讓進入青春期叛逆耍酷不理人的兩個大男孩，只要面對奶奶就瞬間變暖男。

這樣的祖孫關係讓我相信，再孤立難馴的人，當他找到願意照顧的人事物時，都可能展現溫暖的照護靈魂，逐漸邁向成為完整的人之途。

＊　＊　＊

家人盡力以各自的方式照顧母親，有些方式似乎對母親特別有所幫助，其中一種有趣方式，就是給母親安排任務。為了不讓母親感到無聊或挫折，任務必須是她可能應付且樂意接下的事。

過年或母親生日時，最具喜劇性的時刻之一就是家人輪番上陣致贈母親紅包。家人都很有默契，給母親的紅包全都換成厚厚一疊的百元大鈔。母親每次都將紅通通的鈔票攤在沙發上好幾排，一張一張地算，每一次算的結果都不同，然後又從頭算起。一個晚上就可算上好幾回，算了就忘，忘了又算。於是，每隔一陣子，家人就把紅包拿出來讓母親算，儼然新玩具，母親也樂此不疲。只是偶爾，母親會在家人沒留意時，又把紅包收起來了，消失物品名單又多上一筆。

母親細數紅包的趣事，勾起我對二十多年前近百歲婆婆的追憶。如今回想，那些年，婆婆可能也有認知障礙的輕度症狀了，只是當時的我們完全不知道。印象中是二〇〇一年的除夕夜吧，那一年鈔票改版，家人輪番送給婆婆紅包時，婆婆一打開，看見都是她不認得的嶄新鈔票，以為我們拿玩具鈔票耍弄她，抿著沒有牙齒的嘴，生氣了，放下紅包不肯收。當時家人既笑翻又著急，全家東翻西找，只勉強湊到六張舊舊的百元鈔票。那一年婆婆拿到的紅包因此變得很少，但她收到「真的」

紅包時，還是笑瞇瞇。

紅通通的錢，即使放著放著就不見，糊塗了的老人家收到時還是很開心。

所以，家人也會蒐集「找找看」的圖卡，讓大嫂當成母親的日間作業，母親找齊了，就頒發獎金一百元給她。拿到獎金的母親就會非常高興，甘願繼續做作業。

大嫂也分配工作給母親，例如，傍晚準備煮飯時，會將挑菜的任務交給母親，母親也很樂意，要是哪天傍晚沒事做，閒不住的母親還會主動詢問：「今天有菜要挑嗎？」

有一回，大嫂對母親說：「媽，以後日曆歸妳管，妳管日曆，我管月曆。妳每天要記得撕日曆。」

母親則回嘴：「為什麼我要管這個每天的？妳管一個月的？妳欺負老人家，我們換！」

大嫂說：「老人家起得比較早啊，比較勤快啊，所以妳管日曆。」婆媳兩人你來我往的笑鬧鬥嘴，有益身心。

某一陣子，家人想到的一種任務，就是選個週末幫某位家人跟母親點菜，以她可做到的熟悉食物為主，像是幫我點蚵仔麵線、幫大姊點麵疙瘩等，然後由大姊或大嫂協助母親完成。但母親也可能做著做著，就忘了點的菜色是什麼。

有回母親就認真地把要做疙瘩的麵糊揉成了麵團，然後問家人：「是要做什麼？」那天的晚餐我們就吃了宛如硬餅皮一般的麵湯，連母親自己都邊吃邊笑說：「還不難吃嘛，很Q。」

患病之前，母親的廚藝在親友間享有盛名，曾經有人開餐館想請母親擔任大廚，也曾有出版社邀請母親出版食譜。以往家人常把母親的佳餚當作禮物，邀請朋友到家裡吃飯。偶爾我這般借花獻佛時，母親會叨唸我：「妳的朋友是幫妳的忙，為什麼要我煮飯請人家？」我這輩子從娘胎至今，最長久的身分認同就是母親的小女兒，這時拿出老么的看家本領，傻笑耍賴混過去便是。

母親的食物，相當程度地左右了我的喜樂與憂愁。猶記得年近四十時，某天我躺在床上無所事事，突然冒出個念頭：「要是有一天吃不到媽做的菜怎麼辦？」頓時心生恐慌，從床上一躍而起，感到極為強烈的失落不安。

幾年前，我曾將這樣的憂慮恐慌告訴母親，母親的回應充滿了人生智慧，她說：「等我不能煮的時候，妳也到了不該再吃那些食物的年紀了。」從那時起，過了好多年，我才開始慢慢接受了總有那麼一天的現實。

母親失智症狀出現後，剛開始還堅持掌廚，但經常因失憶而重複加鹽、忘記食材，或因味蕾日漸遲鈍導致加味時下手太重，還曾差點讓廚房燒起來。經歷一段為時不短的挫折後，母親才終於投降而不再掌廚。現在，邀請母親為家人煮上一道不太複雜的食物，由於母親還記得每個家人特別嘴饞的種類，那樣的記憶太過深刻久遠，尚未忘卻。因此，母親能理解點菜的意義，任務接得開心，也不至於太過擔憂挑戰。

幫家人點菜之類的任務，是為了喚起病人原有的技能或專長，也強調樂趣和機能訓練。像這類出言拜託、懇請病人幫忙的要求，讓病人感覺備受重視、非我不可的類似「任務」或「課程」，正是許多失智症長照機構，都常推廣的活動設計。這種思考方向，表現出照顧和被照顧者互為交流主體、彼此幫助的精神，以促成良好的照護關係及效果。

基於這樣的互動理念，日本的長照中心便發展出「工作復健」的概念，例如，讓失智症長輩販賣自製便當、接待客人等。高齡長者常有不想給他人添麻煩的低調心態，若僅是單向地被照顧，可能讓老人倍感壓力，也有損自尊。若能讓老人在友善合宜的環境下，透過付出勞力，有助於提高自我認同與生活樂趣。日本的經驗發現，「工作復健」甚至可能讓輕度失智症指數恢復到普通的狀態。

台灣許多「社區關懷據點」及原住民部落的「文化健康站」，常見長輩「共煮共食」的活動，一整個料理過程就是身心手腦各方面的功能刺激與維持。但是，專門辦給失智症者的「失智據點」，則無料理活動。一般而言，「日照中心」的長輩認知疾病程度比「失智據點」的程度重，更不可動火動鏟，不過，圍坐一桌揀菜、削皮、切丁、刨絲，甚至揉麵做饅頭、餅乾等，通常都能幫得上忙，且很樂意。老人家一輩子的身體記憶與手感，還很牢靠，邊做邊聊，正所謂「生活即復健」。在中南部農業縣市，不只阿嬤，通常連阿公們也很會理菜、削皮，那些都是農務與家務身體記憶的一環。

服務他人，也享受他人服務，照顧和被照顧、勞作和生活的那條界線若能彈性鬆動，對於雙方而言，都有助於帶來正面的心理與精神效應。

✻ ✻ ✻

家人常用來激發母親反應的另一種有趣方式，就是跟母親嘻笑鬥嘴。家人採取玩笑式的語言刺激母親，就像練劍一樣，母親的回應和語彙能力似乎愈磨愈亮，有時家人都說不過她，常被母親逗得哈哈大笑。令我不禁好奇地想：母親究竟是「失智」，還是更長智慧了？

母親何時、何處會糊塗，難以預測，但她很有本事應付尷尬，真正地活在當下。有回吃飯時，我問母親鮑魚好吃嗎？她邊吃邊說：「好吃，這是什麼肉？」那是以往逢年過節母親經常烹調的食材，此時她已忘記。

當我說是「鮑魚」時，母親可能想起這應該是她很熟悉的食材才是，便自圓其說：「也是一種肉。」

另一回，家人聚餐後，母親看著外孫東東先離開，就問孫子：「你有比東東高了嗎？」

孫子回說：「還沒，但我比較帥。」

母親的語言連結反應立刻閃燈，回嘴說：「蟋蟀！」

我又問母親：「西帥，那誰是東帥？」

母親愣了一下，回說：「東東帥！我們家西帥東帥都有了！」

有天我看著母親整理抽屜，一件一件拿出來重新疊好，我抓起其中一件，對她說：「媽，妳這件衣服太舊了，不要了啦。」

母親鎮定地回我：「妳有錢，我沒錢。」

我自以為很有氣勢地跟母親說：「那妳就靠我啊。」

沒想到母親斜眼瞧我，落下簡單一句話：「靠妳，我早打赤膊了。」當場令我笑翻。

不過偶爾，母親也會屈居下風。二〇二一年六月下旬，終於快輪到母親接種第一劑 AZ 新冠疫苗了，焦慮苦等許久的家人聽聞有三十三家醫療院所可以接種，正在商量要選哪一家時，母親很有參與感地加入討論：「不是有四九家嗎？」母親少說了「十」。

大姊故意鬧母親：「妳是要去酒家打針嗎？」母親咧嘴傻笑。

哥加入接力又問母親：「你是說醫院現在兼做酒家和打疫苗啊？」母親張嘴笑卻吐不出話，暫停幾秒後就丟出一句：「我不跟你們講了！」

三個月後，大嫂帶著母親接種第二劑 AZ 疫苗，打完針坐在一旁觀察十五分鐘，母親突然說：「讓我們坐在這裡傻等，也不給我們打針？」

大嫂說：「媽，已經打過了。」

母親很驚訝地說：「啊，打過了？我都不記得。」大嫂要母親看手臂上的針孔，還貼著棉花膠帶的證據。

母親的語言和表達能力令家人驚豔，經常迸出出人意表的詞彙，有時是精準的正式用語，有時可能是過去流行的非正式說法或俗諺。在母親脫口而出的詞彙中，甚至可能顯示不同的族群語言影響。

母親是客家人，精通海陸和四縣兩種客家話。但我直到二十三歲，才知道母親是客家人。一九九〇年代以前，客家族群在閩南文化為大、外省政治為主的台灣社會中很弱勢。客家人就像是隱藏起來的族群，這也是為何後來會成立復振文化與認同的「客家委員會」。母親的一生從客語開始，會說簡單日語，精通閩南語，年輕到台北打拼後熟稔「國語」，嫁給父親後甚至學會湖南話。

自小在我的印象中，只聽過母親跟外婆說客語（果然是母語啊），但跟舅舅都說閩南語。母親在日常生活中也可能說閩南語，卻從未跟子女說過客語。所以，我一直誤以為母親是閩、客通婚下的後代。直到我就讀研究所時，跟著同學去苗栗客家庄做田野調查，回家後開始聽客語廣播、學唱〈客家本色〉的歌曲。

有天母親好奇地問我：「妳為什麼聽這個？」

我回說：「我想學客家話。」

母親似嚴肅又似玩笑地說：「真好笑，妳是客家人，不會說客家話。」經過一番意想不到的母女對話後，我才訝異地得知原來我是半個客家人。

母親的語言能力既有天賦因素、也有文化影響之故。而且，這些生命經歷中的多元族群文化和語言詞彙，是早年形成的深刻記憶，似乎都在母親認知生病後的表達上露出端倪。

生命果然不可能船過水無痕。

就像第一章提到母親出現譫妄時的紅絲線故事，那時母親說的「三刻鐘」、「兩刻鐘」，應該就是客語的影響，只是母親跟子女說話時，已經習慣自動將客語翻譯為「國語」。

又如某天，哥和我帶著母親坐在湖邊，涼風徐徐吹過湖面，母親有感而發地說：「風吹著海好漂亮。」

鍛鍊的機會來了。我對母親說：「哈哈，妳說湖是海，跟中國人一樣耶，他們都把大湖叫做海或海子。」

母親發現自己說錯話，立刻回嘴：「說大一點，比較好啊。」

哥繼續加油刺激母親，笑說：「那海嘯啊。」

不干示弱的母親立刻對哥說：「……起肖！」（閩南語）我在一旁笑翻了，為母親的機智拍拍手。

二〇二二年的春節初二，全家去拜訪老叔，母親看見堂弟便脫口而問：「你『馬子』呢？」平常母親跟老叔和堂弟說話時，常使用閩南語，堂弟未料到，這回卻被八十歲的伯母用幾十年前眷村外省男性流行的「黑話」詢問女友的事，令他驚訝得一時反應不過來，所有人則笑到不行。

為了盡可能延緩母親的病症惡化，並提升心情和維持反應力，家人經常跟母親玩語言遊戲，用腦筋急轉彎的溫和方式刺激她。通常，我如果疲累或健忘時，不僅忘事，還常一併忘記人名或詞彙。可是被認證糊塗的母親，雖然不記事，但反應能力和詞彙記憶似乎依然良好，回嘴功力常令人拍案叫絕。

＊＊＊

母親的詞彙記憶庫，和她受損的一般記憶力表現形成明顯對比。有時，我不禁幻想，是不是腦容量清空不少後，很多沉澱底層的早年文字和語言記憶反而會在某個時刻突然浮上來。

大腦真的很神祕。

一個常見的認知理論也許有助於理解母親的情形。一九六三年美國心理學家卡特爾（Raymond Cattell）即提出「流體智力」（Fluid intelligence）和「晶體智力」（Crystallized intelligence）來解釋人類的認知。流體智力是種天生的能力，像是邏輯推理和抽象思維等能力，主要來自於遺傳，與後天習得的知識或經驗無關。卡特爾的學生霍爾恩（John L. Horn）進一步指出，這種智力可以「流入」不同的認知活動，包括圖形等抽象關係、短期記憶、數字和字母的系列與配對、對環境的快速掌握、形成觀念和抽象推理的能力等。

晶體智力則是指後天學習到的知識和能力，主要反映經驗和涵化的影響。涵化（acculturation）是二十世紀初由美國人類學發展出來的概念，原指某一文化體系中人持續直接接觸兩種甚至更多的文化體系後，所形成的文化變遷和心理變動。它可能是單向地由一種文化影響其他文化（這有時可能會被視為「同化」），但更可能的是不同文化之間的交互影響，所以涵化又常被稱為文化適應。此概念已廣泛運用於各種領域的研究。霍爾恩認為，晶體智力是流體能力的運用結果加上文化能力而成，可謂經驗的沉澱。這種能力的展現包括詞彙、一般訊息、字詞的抽象類比、語言機制和應付社會情況的能力等。

這兩種智力不同，但互補合作。一般認為，流體智力從童年開始發展，歷經青少年到成年初期，即二十歲左右，達到顛峰，之後便逐漸下降。老年人的知覺速度變慢、記不得或不留意與己無關之事、注意力不集中等，都與流體智力下降有關。

晶體智力則顯得相反，隨著年齡增長而逐漸增加，成年後大多相對穩定。常有的說法是六十五歲左右、甚至更早五十多歲就開始下降。但不少學者也認為，即使六十五歲以後，也就是年屆退休年齡之後，若能繼續增長知識和參與教育活動，晶體智力並不一定會下降，仍可能隨著經驗的累積和終身學習活動的進行而持續增長，就是常聽聞的「活到老，學到老」願景。

雖然我並沒有科學實驗的證據，但從家人的日常觀察來看，母親的情況似乎反映了這些理論。母親原有的流體智力應該非常佳，而透過流體智力和涵化的生命累積所形成的晶體智力也很不錯。因此，儘管母親老化生病了，家人透過語言和表情上的腦筋急轉彎刺激母親，母親的認知和語言反應也愈顯有趣。也許這顯示了持續的努力真的對於母親的晶體智力表現有所幫助。

偶爾我會跟母親一起，用腳趾頭玩剪刀石頭布，我竟然常輸給母親。顯然，母親的末梢神經比我這個伏案工作者靈活。年齡對人一定有所影響，但後天的刺激，也許仍可盡量延緩母親的腦部退化吧。

醫療上的介入協助對維持功能或減緩母親的退化非常重要，而家人也盡力合作調整，並以溫和的方式刺激母親的反應，母親自己也很配合各方照顧，樂於接住家人刺激她的玩笑招數。

於是，雖然二〇二〇至二〇二一年疫情緊張期間，母親的狀況惡化，但經過一年多的藥物服用和家人的用心照顧，二〇二二年中時，衛生局照管中心再度評估母親的情況後，結果核定為二級，比上一次的測驗結果四級有所進步。也就是說，就長照評估而言，母親的測量表現從中度進步到輕度。不論這樣的好結果能維持多久，都令家人感到欣慰。

＊　＊　＊

長照據點常用的一種量表為「極早期失智症篩檢量表」（AD-8），分為八級。這個量表只是作為初步篩檢之用，不代表正確診斷。診斷仍需由專科醫師進行。

這個量表最初的設計是要訪談與老人親近的家人，透過家人提供的資訊來判斷老人認知功能障礙的程度輕重，並未針對老人自身檢測。訪問家人的原因，主要是考量在認知缺損初期，病人通常缺乏病識感，即使自覺哪裡不對勁，也常未達想要看病的地步。而且，失智症診斷一般是設在精神科或神經內科，老人家看到科別就更排斥，常難以說服他們接受診斷。因此，專家才發展出這個量表，在社區廣為宣傳，以利及早發現失智症患者。後經研究確認，同樣的量表讓當事人自己填，效果也不錯。

一般提到的老年失智症，多指退化性失智症，屬於不可逆性的疾病，阿茲海默症是最為常見的一種，另外如額顳葉型失智症（Frontotemporal dementia）、路易氏體失智症（Dementia with Lewy bodies）等類型也頗常見。然而，不論病因為何，早期的症狀表現都很相似，所以都可使用這個量表初步判斷，以利盡早初步辨識是正常老化、還是已有輕微認知功能障礙的狀況出現。初篩之後，後續可再使用更為複雜的量表去檢測。

母親的阿茲海默症是二〇一八年在醫院診斷確認，過程算很順利，母親並未抗拒檢測。二〇二〇年中，家人意識到需要醫療之外的協助而分頭尋找資源時，我曾多方請教長照專業學者。得知當時母親居住的新北市中和區，人口非常密集但很缺乏日照中心或失智據點，而既有的少數日照中心都是名額爆滿。那時，二〇一七年起開始推動的在地老化「長照2.0」政策起步未久，服務還不普及。但二〇二一年時，更多的失智據點和日照中心陸續成立，家人已可針對母親的情況，輕鬆選擇並申請課程和服務。

國家發展委員會在二〇二〇年推估，台灣將於二〇二五年邁入「超高齡社會」，也就是六十五歲以上的老年人數將占總人口比率的百分之二十。甚至預測，未來四十年，我國少壯人口減少、高齡人口攀升的速度，可能將居全球之冠。在這樣的人口趨勢下，台灣亟需建置居家和社區型的照顧體系，「長照2.0」實乃必要的良善政策，且仍須持續改善。

台灣社會各界也已在不同角落展開高齡照護行動。我曾參訪過的民間努力，其中兩個組織尤其令我印象深刻。一個是雲林縣老人長期照護協會的「月亮團體家屋」，在那裡的老人生活得很有尊嚴，表情都很放鬆自在。記得有位阿嬤的床上躺著一個假嬰兒，還蓋好被子。工作人員說，阿嬤把它當成自己的孩子，偶爾其他老人會譏笑她說嬰兒是假的，阿嬤都不予理會。工作人員說，阿嬤應該也知道那不是真的嬰兒，但情感卻很真實，似乎有如孩童與玩偶娃娃的依附關係一樣。阿嬤游移在模糊的虛實之間，並不影響生活，而且情感有所依託而顯得情緒穩定，工作人員因而從不戳破嬰兒的幻象。

另一個組織是台東的「都蘭診所」，由余尚儒醫師和日籍妻子五十嵐祐紀子一起，汲取日本的理念和經驗，從台東開始實踐與推廣在宅醫療，設立診所。之後，又聯合志同道合的朋友成立「台灣在宅醫療學會」，如今全台已有眾多醫療人員加入推廣居家和社區醫療服務的行列。

二〇一六年衛福部正式推出「全民健保居家醫療照護整合計畫」，也與「長照2.0」計畫銜接，加上民間蓬勃發展的大大小小醫療及照護行動，逐步共同架構起讓台灣共老共好的照護網。

二〇二一年起，家人明顯感受到，照護網逐漸接住了需要被照顧的老人、以及需要喘息的照顧者。雖然不同地區和個人的情況也許不盡相同，但服務網絡的確陸續增長，希望能帶給更多病人與家屬亟需的支持。

母親定期回診就醫，很信賴醫師，醫師也很關注母親的情形，甚至會留意母親的照顧者。通常，都是由大姊、大嫂或哥陪伴母親就醫，但若他們都不得空時，偶爾也可能由我陪同母親去醫院。記得主診母親阿茲海默症的神經內科醫師第一次見到我帶著母親進診間時，她不是直接給母親看診，而是詢問我是誰。從對話中看得出來，醫師對母親的照顧者都很熟悉。這樣的醫病關係，讓母親和家人都非常放心。

有一回，母親進入診間時，她的心臟科醫師甚至主動和母親握手，兩人就來回地握手、擊掌，母親笑得非常開心，那個畫面令一旁的護理師和家人都覺得好笑。離開診間時，母親還很有禮貌地說：「謝謝老師！」她忘了自己是在醫院，也顯然是「長照2.0」的課程上多了的反應。

神經內科醫師定期讓母親做測驗。在醫院進行的測驗，家人並不會知道具體分數，但透過母親能否獲得健保補助處方藥「愛憶欣」，就可知道母親是平穩或退步。若母親「考試」退步，就無法再獲得補助，因為健保規定認為那表示該藥物對病人無效，若還想繼續服用此藥，就得自費。二〇二一年八月疫情高度警戒過後，母親狀況惡化，測驗退步四分，超過健保允許的兩分退步範圍，但家人仍自費讓母親服藥。三個月後，母親再度接受測量，成績進步了，才又恢復健保給付。

母親的病況惡化，有內在的病因之故，也受到疫情導致的外界刺激降低的影響；而母親的進步，則與醫療照顧、藥物效力、長照服務和家人努力都有關係。把醫師、病人、家屬、健保、疾病測量、疾病症狀的捉摸不定等因素都納入照護系統中考量，這張網若任何一處破洞，病人都可能跌倒掉落。

照護之網的編織著實不易。沒有家庭內的合作會很困難，但光靠家庭自求多福也不可能。這是社會性的課題，需要各個家庭和集體社會的協力面對才能達成。

＊ ＊ ＊

家人的共同目標，就是讓母親的晚年感到幸福快樂。在這個過程中，我看見家人也因此感到幸福快樂；而我自己，也在探問何為照護的思考中，朝向迎接人過中年後仍能探索自我和世界的準備。在這個過程裡，我感受到的一個關鍵轉變，就是認識了示弱的美德。

在此我所謂的示弱，不是指無端的屈膝、投降或依賴，而是明白在生活中大可以放下且無愧於心的時候，不用因循習慣或偏好而執著，願意將自己交託他人，追求生命的順服。這種能力的獲得，需要覺知、體悟、學習和鍛鍊。有些人也許本來就具備如此可貴的能力，而魯鈍如我，在母親和我同時生病後，才逐漸看見這個生命要理。

生病之後，我很快地開始學習這種示弱的美德，任何願意主動提供協助的，我幾乎來者不拒。治療和康復期間，我接受了非常多的各式協助，有實質的、精神性的、象徵性的、持續的、巧遇的、偶一為之的。

我深刻體會到，人應該至少要對某個人或某種生命示弱，不論是上帝或佛祖等神聖對象，或是伴侶、親人、尊敬的人、投合的朋友、喜愛的寵物等。示弱帶來的是照顧和被照顧關係中的禮物交換。

人際之間的生命禮物交換，並不適合一手交易完成的形式，而是不知何時何地才會完成的你來我往。如果因不安、面子或各種原因而堅持立即的一來一往，容不下贈予和受贈的分量或時間落差，也許那該叫做交易，而非我所說的生命禮物交換，亦是不解示弱是一種表現勇氣的美德了。

治療過程中，我獲得的諸多禮物還有待機緣回饋，未來不論可能是回饋給個人或這個世界，我想應該都算是良善結果。其中，老師送給我的禮物尤其慎重珍貴。生病之前，老師就常對於我許多可能顯得「逆流」的抉擇給予我很重要的道義支持（moral support），但以前的我過於獨立堅強，雖然感激，卻其實並不真正明白道義支持的分量。治療期間，老師再度給予我無價的道義支持，以及基於此而來的照顧，我才在病弱的流光中捕捉到眼睛看不見的意義。如同《小王子》（*Le Petit Prince*）的經典語錄啟示：

真正重要的事物，用眼睛是看不見的。

從生病到重生，我的旅程應證了凱博文的說法：「人需要照顧他人，才能成為一個完整的人。」於是，生命的禮物交換，成為我康復後的新功課。我決定繼續學習更高層次的示弱美德，將自己交託，進行人生下半場的照護實踐與探索。

Chapter 06
第六章

新生活的意義感

小華搬家了，她請哥哥帶母親前來新居過夜。生病後的小美外出時常有「黃昏症候群」（Sundown syndrome），夜晚來臨前，容易焦慮沮喪，總喊著要回家。這一天也是。還好有兒子在身旁，對小美來說，勉強像是移動的家。

小美在客廳跟小華一起看電視，不時把頭轉向餐廳，看見兒子在跟老師聊天，稍微安心了些，漸漸地，就在沙發上睡著了。兒子把母親抱上妹妹的床。

小華睡在母親旁邊，擔心她半夜醒來不知身在何處會慌張起身而跌倒，整夜淺眠，聽到動靜，立刻睜開眼睛。就這樣迷迷糊糊地過了一夜。

天亮了，光線鑽進窗簾縫隙喚醒小華，小華看向母親。小美好像感受到旁邊有人，也醒了過來，轉頭看見小華，眼睛瞪得大大的，用手敲著小華的肚子：「妳什麼時候偷爬上我的床？」小美根本忘了昨晚來到小華住處，還以為自己身在家裡，是小華回家來看她。就像記憶中，小女兒回家時都是滾上她的床，和她一起睡。

直到小美瞧望天花板，才發現原來這裡不是自己的房間。小美正感到困惑時，看見半掩的門外一個身影從對面房間出來，走進另一扇門。小美轉頭悄聲問小華：「那是誰？」

小華低聲說：「民宿老闆。」

小美眼睛睜得大大地問：「我們出來玩啊？」

小華微笑：「對啊，昨天我們帶妳出來玩。」小美似乎正準備相信時，那個身影又走了出來，她迅速轉頭看，又立刻轉回來低聲說：「那是黃老師！」口吻就像發現新大陸似的。小華驚喜於母親沒忘記老師。

小華決定和老師一起生活了，剛搬進新居，所以邀請母親及家人來玩。但前一晚來訪女兒家之事，小美早晨醒來時已忘得一乾二淨。

老師詢問小美早餐想吃什麼，小美卻只顧著張望四周，看見電腦和書櫃，表情狐疑地問小華：「這間民宿好像是家？」

小華笑說：「很像家的民宿啊。」

小美又悄聲問：「黃老師也住這裡嗎？」

小華回答：「是啊。」

小美沒再說話，自顧自地偷笑，找了張沙發坐下，繼續東張西望。小華問母親：「要不要出去走走？哥還沒起床，我們先去散步？」小美順從地同意了。

母女倆在花園裡手牽手，小美突然問小華：「妳認識黃老師嗎？」

小華覺得好笑：「認識啊。」

聽見女兒的回答，小美的語氣顯得釋然：「啊，我以為妳不認得，想跟妳介紹。黃老師人很好，很有風度。」小美喃喃自語，思緒跳來跳去：「妳跟黃老師在一起，媽媽就放心了啊。妳不知道媽媽就擔心妳沒有人照顧，你們在一起媽媽真的可以放心了啊，以後我就去見爸爸，也可以跟他交代了啊。」

小美愈講愈興奮：「黃老師人很好，他這樣的人很少，妳要對人家好。」然後一再交代小華要如何跟老師相處。小華牽著母親的手，彷彿女兒出嫁前夕聆聽母親的叮嚀。

母女倆在花園裡散步近一個小時，小美從頭至尾都在講這件事，一再強調終於能放心了。小華覺得很神奇，心想，母親不記得的人與事很多，甚至不記得女兒生過病，剛說過的話也轉身就忘，但母親對女兒的掛念和今早的事帶給她的好心情，卻實實在在進入了母親的念頭中，縈繞不去。一旦某個人或事解套了她的擔憂，哪怕已忘卻細節，母親也已抓住意義，感受入裡了。

小華發現，原來，幸福是種感受，而不是需要記住和分析的概念。

似乎是失智症的影響，好情緒一來擋不住，興奮加成。小美返老還童似的，一再鑽進花叢裡，比出開心的手勢。小華在新生活的社區花園裡，為因興奮而喋喋不休的過動母親留下歡樂身影。

日常生活中，我最喜歡的某種時刻，就是當肥皂快用盡時，拿出一塊厚實暗香的好肥皂，等待替換。這個微不足道的瑣事常帶給我奇妙的感受，宛若一個不經意形成的小儀式，讓我期待新一回合。

心情節奏的改變，正是儀式的目標。在人類學的眼光裡，生活中的儀式時刻幾乎無所不在，可大可小。其中，「通過儀式」尤其具有蛻變的作用。常見的通過儀式，像是婚禮、受洗、成年禮、畢業典禮等，這些儀式的共通性便是都包含了三個階段：分離、過渡與整合。

過程大致是這樣的：透過儀式，讓參與者離開原本的結構性位置，暫時脫離既有的價值規範或行為情緒，最後再象徵性地引導他們進入新的階段，完成跨越，成為某種「新」人。

在整個通過儀式中，最引人矚目的是被稱為「中介階段」的過渡期，這是在離開舊秩序之後與形成新秩序之前，一個令人深思反省的階段，可能令人興奮期待，也可能令人惶恐不安，也或許兩者皆具。

以前我從未想過，這個我再熟悉不過的人類學概念，竟然呼應了我的疾病治療與康復過程。

罹癌，幾乎不曾被視為一種通過儀式，因為儀式多指涉被刻意創造出來的活動。然而，當自己走過一遭後，我卻發現，得以康復的重症治療，跨越儀式的脫胎換骨效應，反而可能比歡樂的儀式更為明顯。

驀然回首，經歷身心靈的陣痛時，我從徹底思索並掙扎調整了自己的爬行姿態，逐漸重新穩定站立，到躍入眼前的新生活，一路艱辛的探索充滿了喜怒哀樂的滋味。當中，有段時間我陷落憂鬱，正是因為尖銳地看見了自己的匱乏。

如今雖已事過境遷，我仍然感謝自己不曾放棄探索自我，雖然當時並不好過，但陣痛卻是促成日後轉型的最大動力。我滿心感謝，翹首期盼新生。

＊　＊　＊

「這是人生的中場休息。」

我開始接受治療時，一位朋友在閒談中對我說了這句話。我自然明白朋友是在安慰鼓勵我，但我也確實瞬間領悟了這句話的意義。

如果把人生的上半場比喻為舊秩序，下半場是新秩序，在這個有如中介階段的半年治療期間，我要如何自處才能順利過渡、平安走入下半場？只是，知易行難，有所領悟不一定就能實踐。

在過渡階段中，由於我所擁有的經驗工具都是舊的，受限於既有的能力與感受框架，所以在意義與感知的移動過程中，我曾飽嚐自知不足卻不知所措帶來的無助感。雖然，明白道理有助於我看見自己懸在哪裡，也知道該轉向哪個方位，但仍是步履維艱而逐漸遲緩、甚至停滯。

就這樣，我的中場休息，前期靠著既有的能力和樂觀，順利過渡；中期卻逐漸感到新舊能力與意義青黃不接，開始不知所措，經常感到無聊和疲乏；進入末期時，我簡直成了一團爛泥，儘管能仍勉強對工作與生活交代，但沮喪無力憂鬱一齊報到，度日如年。直到化療結束，才又恢復活力。

是否每個病人、尤其癌症病人都得如此辛苦地走一遭？我深感並不一定。甚至也以為，即使未罹患重症，不論原因為何，內心若受傷或生命出現瓶頸了，同樣可能走到這一步。歸根結柢，問題與答案必然都和自己有關，唯程度差別而已。

我相信病人都各有費力之處，只是個人的心性與機運皆不同。有些人也許智慧和樂觀俱足，即使重病或一時困頓，也不至於陷落憂鬱。有些人雖然一時運氣不錯，重病康復後卻可能毫無改變，依然故我，或許長期也好不到哪裡。至於我自己，因為既有的心性傾向和能力限制，治療期間吃了點困頓苦頭；但運氣還算好，仍有意願突破盲點；更重要的是，親友的良善回應常讓我深受啟發。

記得有一天我又感到憂鬱時，正巧接到中國友人彥彥來訊問候，我便告訴她生病之事，彥彥立刻改為通話。聽到久違老友的聲音，又喚起了我無法到中國做田野的感慨，我忍不住紅了眼眶，跟彥彥訴苦自己每天早上起來都覺得很沒意義，不知道要做什麼。未料，電話那端傳來彥彥的笑聲：「紹華，妳太較真了！」彥彥也曾罹癌，雖然未經歷化療，但身體仍是折騰了一番。她說：「生病了就休息啊，還想什麼意義？」

彥彥一語中的。較真，就是太過認真，這既是我的長處、也是罩門，我知道它得用在合適的時空才會是美德。治療之初我便明白，此時的我最不需要的就是較真。只是，一路上，我還是無法不思考，「那我想要什麼？」

已習於既有意義的我，即使願意轉向，如何能說變就變啊？當時的我雖已明白自己的困境所從何來，只是，調適觀點與學會新能力都需要時間。我渴望改變，但還卡在中間。

陣痛難免，不僅是因為治療帶來的副作用，還有脫離社會連結而勾起的寂寥不適，更是因為我找不到讓自己得以安頓虛弱身心的方法。以往我會安頓自己的方式，此時大多不合用或失效了。

一言以蔽之，「生命中不能承受之輕」的那個「輕」，是令生病之初的我得以放下而順利治療的重要原因，也是治療後期讓我心緒迷惘的根本原因。問題不僅是輕與重的內在衡量，更在於儘管我擅長分析「輕與重於我而言究竟是什麼？」諸如此類的概念和意義，卻拙於完全放任交由身體去感受概念和意義。

以前的我，過於在乎外向型的心智意義，追尋知識、思想與分析的力量，督促自我要做個對社會有用的人，因而輕忽了其他生存本領的重量，忘卻了那些以身心靈幽邈觸動為主的、不靠言說分析的感知意義。於是，治療期間，我就從放下外在重量而感到輕鬆，到逐漸失去內在重心，變成輕飄飄的虛無感，而至陷入不知身在何處的恐慌憂鬱。

＊　＊　＊

大半年裡，隨著身體接受治療，平常追求知識與深思分析的腦袋也不得不跟著放鬆。有些事，我學會了不較真，難得糊塗；有些事，我還拿捏不住，磕磕絆絆。

接受第一回合化療時，我將自己的住院和治療當成田野，每天在小筆記本上做紀錄，一來出於研究慣性，二來也沒別的事想做。有一天我又在記錄今天注射了什麼藥、我有什麼身體反應時，好醫生看到我在病床上拿著小本子寫啊寫的，淡淡地說了一句：「有什麼好記的呢？這不是研究。」我抬頭看著他，愣了一下，想一想，他說的也對。

之後，我雖沒有完全放棄記錄，但不再認真，只挑重點寫，有時甚至可能短得像五言絕句，就差沒只記下關鍵詞。如今回看有些過於簡短的筆記，都不記得那是在寫什麼了。

因為不想較真了，所以治療一開始，我就決定將自己交給好醫生和醫療團隊，並不會上網查詢病況、用藥副作用或存活率之類的。但我認識幾位病人，非常積極上網查詢資料，認為「自己的身體自己顧」，不能全信醫師。誠然，每個人都有安頓自己的方式。而我選擇不在這件我無能為力的專業之事上較真。

後來有次遭遇的上網意外，如今回想已成笑話一則，當時卻真切地讓我體會到，不懂的事，少知道、不較真，或許是件好事。尤其，網路上的資訊和人際互動品質，對於身心較為脆弱的病人而言是否有益，值得留意。

長話短說，有一天，我簡直就是被網路的運算法擺了一道。我只是要查詢「預後」這個醫療名詞的英文，沒想到網頁突然跳出一則由台北某家醫學中心貼出的淋巴癌預後評估資訊，內容很詭異，跟我之前從正式醫療管道中獲得的資訊很不同，斷言似地將我所知的存活率大砍一半。

我被這樣莫名送到眼前的網路訊息嚇了一跳，頓時發揮研究精神分析一下：這篇短文的寫法充滿醫學術語，不像一般的衛教資訊，但又過於簡化粗糙，不像正式的醫學研究報告。那麼，這樣的資訊到底是要給誰看的？為何放在病人得以查詢的網頁上呢？

理性和感性難免分家。雖然我對這則訊息充滿懷疑困惑，但因它來自於醫學中心的網站，我還是遭受了打擊，本來信心滿滿的我突然覺得前景堪慮。這則訊息讓在治療後期原已悶悶不樂的我，終於在精神醫師朋友的建議下，走進了專門照顧腫瘤病人的精神醫師診間。一坐下，我就跟醫師提起那一則令我沮喪的訊息，醫師也將之記錄在我的病歷上。

之後，某天回診去看主治醫師，一走進診間，我還沒開口打招呼，好醫生就說：「妳看到的訊息是錯誤的！」我愣了一下。原來好醫生看見精神醫師記錄的病歷，就告訴我正確且樂觀的存活率，還加上一句：「我就說妳為什麼要去看精神科？」好醫生也覺得奇怪，為何那間醫院會貼出不清不楚的誤導資訊。

大致而言，治療期間，我本能地不想動腦，本能地想往與熟悉的生活和工作型態相反的方向走去。雖然，我知道一時也不可能走遠，畢竟人在江湖，我仍得工作、仍得交代，而且，病中要學會新能力、跑向新目標，畢竟更困難。我就暫時只能這樣，順著直覺走，不願看自己書架上的書，而朋友寄來陪伴我的書都符合我原本熟悉的類型，翻閱時我常感到意興闌珊。

這種時刻，只要客觀條件許可，我寧願癱在那裡，告訴自己：我的前半輩子已經盡力費神地動過腦筋，無愧於心了，我·現·在·要·休·息。

於是，我也沒有接受朋友的寫作建議。他們想幫我尋找我可能認為有意義的事做，要我以醫療人類學者的身分，在社群媒體上分享生病的經驗想法。醫療人類學擅長思考分析生老病死苦與樂，以往我也寫過一些通俗文章。但是，治療中的我一點都提不起勁書寫。

很多人以為，病中書寫或疾病回憶錄是一種創傷書寫，有助於平復。也許有人確實有此感受。但對我而言，那時全無書寫自己的渴望。即使今日我終於書寫了自己的疾病敘事，也不是為了事後才來平撫創傷；事實上，在康復的過程中，我已經超越了創傷。於我個人的療癒而言，事後是否書寫並無差別，甚至書寫還成為我追求新生活時的負擔。這回的書寫，算是個意外，之後會再聊到。

那治療中的我，是什麼狀態呢？當時只有難以言說的感受，如今事過境遷，我才能清晰描述分析。疾病當下時刻，我只想任性、全心地當一個病人。病人的意思就是字面意思：正在生病與接受治療的人，需要休息、需要放下、需要脫離、需要關注自己。處在那樣的狀況，我完全不想寫稿。儘管我常被自己賦予或被邀請投入公共書寫，但我一點都不想在我需要休息的時候還得以身為度扛責任。

那時的我，正企圖從放下一切外於我身體的知識、觀察、分析的重量，向內移動，彷彿從客體化的大視野，轉為主體化的小感知。

讓自己客體化，不論是透過宗教、思考、助人等各種方式，也許確實能協助困境中人度過難關。對於有些人而言，歸屬於外於自身的龐大組織或世界，甚至透過失去自我感以跳脫自我，也許有助於跳脫出自我的痛苦。

然而，重視公共性的我，已經太熟悉跳脫自我、以及與龐大世界連結的感受和意義了，我反而想要暫時收回觸角，找回自我感受。雖然，我也並非完全放棄運用那些跳脫自我的方式來短暫協助自己。像是治療期間，我偶爾也會看不同宗教人士撰寫的書籍；記下隨機想法，也是因我仍保有一定的思考與研究慣性，明白完全過渡後也許某天終將看清來時路，才有可能甘願回望。

我心知肚明，若欲定錨這段日子的意義，只可能在未來，不在當時。當時的我實在不想努力了，只肯用最少的力氣留下雪泥鴻爪，只想認真任性的「成為病人」，不願考慮學者身體的公共性，不再企圖以身為度。

✽
✽
✽

就這樣，治療期間，我順著直覺讓內在世界縮得很小，有如受傷動物的本能反應，但求專注在自己的身體上，專注於感知身心的變化，好發展出照護自己的節奏和方法。

只是，當我把可能放下的都暫時放下後，在生活的投入和意義的創造上就顯得青黃不接，我也就不得不面對放下後的虛空感。

我原有的生活忙碌不已。接受治療後，突然空出大把與自己獨處的時間，剛開始覺得這樣很好，但一、兩個月後，就慣性地想要填補「空白」。但是，為時半年的孤島生活，和尋常日子中那種為了休息寧靜而追求的暫時性獨處，完全不是同一回事。以往，我非常渴望、也擅於在片刻的獨處中自得其樂。然而，一旦長期獨處，幾乎每日都難免聆聽身體的感受和所思所想，我被迫直面自己的內在限制。

以前的我，自認適應能力強，直到這一段中場休息才發現，我還大有必要學習生命的調適力，而非只是應對不同生活的彈性能力而已。真正挑戰我的，並非生活的困難或變動，而是生命型態與意義的驟變。

在生命的意外之中，我看見了自己的新功課。只是，我交不出作業。

我知道很多病人在化療期間會追劇、讀經、看書、寫字、繪畫、打坐、運動，或做些別的事。但對當時的我而言，這些我原本也可能會做的事，卻幾乎完全引不起我的興趣。甚至我對自己原本擅長的事，如讀書、寫作、看電影，反而特別排斥。

猶記得，我站在自己的書架前，覺得除了漫畫以外，竟然沒有一本書好看，心想：「為什麼我都看這些書？」我驚訝於每一本書的磅數與社會分量。原來，那麼、那麼沉的重量，都擠壓入我的腦和心了。我頭重腳輕，難怪重心不穩。

我並不是認為以前所重視的書都不再重要，而是那時的我渴望不一樣的意義感受。疲累虛弱的我想暫時放下文以載道，即使主題為藝術、電影或音樂等。但是，我又對全然無腦的內容難生興趣。

好看的漫畫和動畫最適合過渡階段期的我。我一直都喜歡漫畫，因為有些主題內容明明很深刻，卻是透過輕一點但不輕浮的形式，以誇張的肢體和表情傳達直覺性的感受。這是無法負「重」又不耐「輕」的我，當時最樂意打發時間的類型。

我需要重返以身體和直覺導引的感受能力，來平穩我失衡的重心。這時，我最想做的事，就是聆聽內在。然而，這種時刻我卻也發現，自己缺乏聆聽和回應內在的多元能力。我熟悉社會性思考和分析，卻不善於身體性直覺。

我的空虛恐慌和填補渴望本質上是一致的，想要脫胎換骨，但在過渡階段中，我就像是處在探索身心靈方法的空窗期。

治療進入後期時，我的體力顯著地衰弱，又面臨身旁親友不告而別的見棄打擊，當然還有如前提及的上網意外等各種小事，在在令我更加沮喪。我知道那些都不是要事，卻拿自己的心情沒辦法。

失去實體社會連結的我，又未能快速重建內在連結，那兩個多月的生活，度日如年。雖然我還是持續工作，但內心感到勉強、寂寥、無趣。如果某一天我不需為了醫療或開會之故出門、或因免疫力下降而不方便出門的話，那一天的我就會感到無聊空虛。

「意義」於我有如緊箍咒。如此狼狽的我才發現，原來自己對意義的認識單調而不周全，我還一直以為自己的意義感十足呢。殊不知，當我的生活簡化為一個單純的人、尤其是一個病人時，才開始飽嚐意義的匱乏之感。

儘管我意識到了問題的根本，但當時的我沮喪無力，並沒有能力自己站穩腳步，依賴心變得很重，與我原本的自我和人設形象，大相逕庭。

＊＊＊

成年以後、生病之前，我最充分運用的身體自主部位，一是腦子，二是眼睛，再來就是不斷打字、滑手機的手指頭。想像一下，如果來個誇張的塗鴉，那會是什麼樣的身體？

曾經，我自以為頭腦還行，善於走路，經常做田野，喜歡爬山和健身，偶爾也打打球，四肢該算發達。開始接受治療後，日日都得面對身體的需求，忙於應付，也無體能投入費力的運動，才感嘆自己如此不熟悉軟性的身體技藝。此時方知我對身體的認識和運用，實在很不平衡。

我的處境令家人朋友感到心疼，大家只能盡量以補破網的方式，勉強拼湊對我的協助。當時，老師並不住在台北，本是鞭長莫及。但我的心情每況愈下，老師實在看不下去了，常在百忙之中趕回台北探望我。

老師對我的照顧，一言以蔽之，是有如天降甘霖般的道義性與實質性支持。他不擅長聊天，常不知要跟我說什麼，但光是幫我煮飯或陪伴，就能大幅提昇我的士氣與心情，令我銘感五內。

我印象最為深刻的記憶是，老師會盡量把握機會陪我出門散步，他覺得我再無力，都必須活動，不能一直「坐牢」。天氣好的日子，老師盡可能在傍晚前趕到，趁著還有陽光時，領我出門散步。老師會拎著一公升的水瓶，每走到一個固定的點，就要我喝一次水，就這樣，走了一、兩公里的路，就可喝完一公升的水。大家都說，化療病人要多喝水，排毒；但喝水也不宜超量，散步後喝水，是最佳時機。我跟老師開玩笑說：「別人都是遛狗，你是在遛我。」

狗狗放風遛達時的好心情，我充分體會。

我向老師表達感激時，他常說：「妳還年輕，不能放棄啊。」他的話令我眼淚直落，也讓無法照顧我的家人由衷感謝。疫情以來，原本陪伴母親的居服員，母親都忘記了，卻依稀記得老師對我的照顧。但至於老師為何照顧我，母親也不記得了、也沒想過要細究，她對很多的失憶已經投降放下。母親就記得她對老師的感謝，記得她希望我能有人照顧。那樣的擔憂和感激之情深印在母親心中，哪怕她已忘卻緣由。

母親的失憶經常無損於她的快樂感受。誠然，偶爾母親想要記起卻徒勞無功時，那樣的時刻可能是懊惱的。有時母親不記得為什麼她會有某種感覺，她想不起原因，但她仍有感受。通常，那樣的時刻，如果感受是傷心的，她便可能困惑難受，甚至默默流淚；如果感受是快樂的，她就會進入莫名所以的歡愉狀態。

失憶的人仍然會為了不記得的過往而哭泣、而微笑，即使記憶散去，身心的感受仍在，仍可能保有意義的內在連結感。至於引發連結的關鍵何在，有如謎語，需要旁人的觀察與探索，才能找到打開理解之門的鑰匙。

老師在母親心中引發的連結感很正向，那就是，她可以放心女兒了。

✲ ✲ ✲

母親的腦子很神奇，也讓我看見我需要的新意義可能在哪裡。

原來，幽谷之後可能是座桃花源。但要能通過幽谷，不讓深沉的陰影成為常存的感受，以致於看不見桃花源，能否掌握放鬆與快樂的方法，是為關鍵。於我而言，看見自己對那些方法的需要，並開始學習那些方法，是在困頓中才覺察的事。

我還需要追尋讓生命安頓的新意義，應該是內化純粹而來的身心靈快樂，而不僅是需要經由思想或理性折射過的追求。後者我已具備，前者仍顯著缺乏。

康復後的我才發現，一輩子於實實在在的生活中翻滾歷練的母親，雖不曾追尋我所追尋過的意義，卻可能很早就具備了放鬆與快樂的方法。至少，在她的身心反應上，我看見那樣的能力。

母親正在走向圓滿的路上，她內在連結的重心穩定，即使缺乏外在的意義與記憶，她也能展顏宛如赤子。

我衷心嚮往啊，那是生存所需的本領。我本能地知道，我應該有能力追求那樣的本領，因為我是母親的女兒。就像確診後母親對我的打氣：「媽媽可以，妳也可以的。」

而且，畢竟我也努力實踐過不同的生命意義和方法追求，經驗依然重要。如同美妙的四季流轉，得靠植物界在前一季的奮力堅持，才有可能成就新一季的好風景。現在的我早已恢復健康，甚至自覺身心靈狀態比生病之前都更好，應更有能力追求利人利己。

有一天老師身體不適，我陪他前往醫院檢查，當我拿著檢查同意書交給坐在一旁休息的老師，看著他打起精神在那份只能由本人或家屬簽名的文件上寫字時，我不由自主地掉眼淚。那樣的場景，在我隱瞞家人自行去醫院開刀檢查時，一模一樣。我嚐過在醫療系統中獨身的滋味。

經過數年在康復之路上的反思、探索、調適、感受和承擔，我對於何謂意義與生命的禮物交換，已有不同於過往的體悟。我決定從被照顧者，蛻變成既被照顧也付出照顧的完整的人。

＊ ＊ ＊

在花園散步時，聽著母親一直稱讚老師，我突然覺得好奇，問她：「老師年紀很大，妳不介意我跟他在一起嗎？」

母親的回應出乎我的意料之外，她說：「我又不是妳，我在意什麼？」母親的表情顯得好像是在笑話我，然後又補上一段：「人家年紀是不小，但身體很好，看起來像六十歲的。……妳的身體也就只有那麼好，比我還老的樣子，那不是跟人家差不多嗎？」

母親不記得我生病，但仍存有我身體不好的印象，她想說服我不要猶豫。「你們好好的過日子，就互相照顧，以後人家年紀更大了，也要照顧人家。……但是，我看他的身體這麼好，應該沒有問題。」

母親令我驚豔，她的記憶常斷訊，但邏輯能力依然優秀，如此看透人情世故。過日子，是啊，那不是用理念意義、而是由感受定義的三個字。

我們散步回來，坐在餐桌上等著享用老師準備的早餐時，母親先是以眼神示意我去廚房幫忙，但我起身後，老師就要我回座，我便坐下。沒想到，坐在對面的母親笑眼瞪我：「妳啊，歪嘴雞吃好米！」

我大叫起來：「欸，妳到底是誰的娘啊？」

端著煎蛋餅走過來的老師聽到這段母女對話，笑得合不攏嘴。

中場休息過後的下半場開始，靠著過渡期的省思、以往的累積和韌性，我自以為有了膽量重新出發，甚至勇於成家。沒想到，說來好笑，腦子、語言和嘴巴都是鬆弛到簡直脫線的母親，又給我補上了一課。

Chapter 07
第七章

生存的本領與風格

熱情歡快的音樂響起，小華刻意站在排舞隊形的外圈，好讓坐在大廳旁的小美看見她。當舞步轉向小美那一面，小華有時跟小美揮揮手，有時對著小美擠眉弄眼吐舌頭，小美也回以揮手笑看小華跳舞。

一曲終了，年過半百的小華跑到小美面前，還沒開口，八十歲的小美就迫不急待地指點女兒，指著排舞隊中比小華還年長的隊友說：「她跳得好，妳就看著她、跟她學。那一個的動作也好，妳也可以看她的。」

小華笑了，問小美：「我跳得好嗎？」小華印象中，母親上一次看她跳舞應該是小學了吧。

小美點點頭說：「跳得好。」

小華自知身體笨拙，其實並不在意跳得如何，但期待父母的肯定好像真是兒女的原始慾望，無關乎年紀。

生病之前，跳舞對小華而言就像另一個世界的技能，她從沒想過要學，也不認為自己學得會。經歷過一場身心風暴，在即將完成治療之際，小華隱約感到內心有股探索不同身體技能的渴望，說不清楚，宛若蟬將脫殼前的蓄勢掙扎。於是，小華開始了身體新把戲的學習之路。

三十年前，小美也曾經歷和小華一樣的癌症康復過程。小美開始去健身中心後，逐漸變成有氧和瑜珈達人，四種泳式也都學會了。小美的好奇心和毅力都很強，似乎只要不是看書寫字，其他的身體技藝，包括生活中的語言，小美在一旁看久了、聽多了，就能無師自通。

過去，小美在教小華游泳和瑜珈時，常覺得好笑，這個女兒這麼會讀書，可是身體怎麼又硬又笨？小美心疼女兒整日讀書工作，只能等她回家時蒸蜆精給小華護肝、幫小華按摩。現在看著小華跳舞，小美覺得很高興，已經忘記女兒原是不會跳舞的人。

看著女兒跳舞，小美覺得年輕有活力真好，她很高興小華在人群中看起來健康快樂。只是，小美也感到隱隱的悵然若失，自己好像很久沒有和這麼多人在一起運動了。小美感嘆自己的能量逐漸被時光掏空似的，想站起來動一動，卻缺乏自信而裹足不前。

但小美並不知道，在小華眼裡，母親的身體技能已經內化純熟而經常有如靈光乍現。前幾天上午，小美才又令小華感到驚豔。小美去上醫院失智症中心提供的「非藥物治療」課程，小華坐在一旁看著。這堂勞作課的主題是「家的顏色」，講師要長輩們自選不同顏色的黏土捏出屋簷、用色筆畫出門窗。

小美對選擇猶豫不決，缺乏自信，覺得困難，希望小華幫她做。母親的依賴讓小華有點後悔沒在教室外等候母親下課，只好鼓勵並提醒小美現在老師教到哪裡，小美就又被動地做一下。其他長輩都幫自己勞作的牆壁和門窗塗上了顏色，小美卻不知道要畫什麼。

在小華的鼓勵下，小美勉為其難地畫出門窗線條後說了一句：「就這樣了。」不願繼續塗色，放下色筆，露出無聊沒有自信的眼神。

小華看著小美的作品，卻覺得母親令她驚豔。小美畫的門窗是古早樣，四格窗、兩扇推門，還有門栓。小華正欣賞時，突然，坐在小美對面更為年長的奶奶對小華說：「我非常喜歡妳媽媽畫的門，我小時候就是那樣的推門。」接著，那位奶奶開始對一旁的志工講起小時候的故事。

小美的勞作，透露了內在的深層記憶，還勾引出其他老人的懷舊之情。被人稱讚，小美笑得靦腆，從剛才不甘願的自棄情緒中走了出來，眼睛又浮現閃光。而那位稱讚小美的奶奶，則滑入了愉悅的童年回憶之中。

小華看著這些效應，覺得非常溫馨，問母親：「妳怎麼會想到要畫很久以前的門？」

小美指著勞作回答：「這個屋頂就是以前房子的樣子啊。」在小美的腦中，事物的連結仍然有序。

生命真的不會船過水無痕，而是不停地連結、交流、循環。小華心裡想，即使自己中年有餘了，母親無論何時何地，仍然看見她的不足、指點著她；而她鼓勵著年老認知生病的母親一步步完成勞作，也從中看見母親的無助、回憶與難以抹滅的生命沉澱。

如今，母女之間指點與被指點的界線愈來愈模糊。這也是生命的美妙之處，親子在生命的不同階段換位交流，所連結起的生命關係，宛如合力畫一個圓，共構完滿。

生存的本領是什麼？我在治療期間經常想到這個問題。

當我還未具備所渴求的生存本領時，一旦感到憂心難過，直覺協助自己的方式，就是放下負重和放任自己睡覺。

睡覺不願醒來，是一種自我保護的生物本能機制。但這樣的反應機制若拖延太久，也可能帶來超過憂鬱之外的其他病症。最起碼的代價便是，體力和精神都會更不好。這樣做，短期可行，長期不是個辦法。

只是，生存本領的大哉問，並不會有標準答案。在不同的時空情境裡，每個人都可能在當下體悟或驀然回首後，給出刻畫了生命重要印記的、屬於自己的答案。

以前的我，想法很尋常，可能和許多人都差不多。最初以為，生存的本事就是要能養活自己、活下去。但這想法實在太基本，到後來，就想要追求更多的生命豐賜或更外於自身的意義事物。正所謂「衣食足而知榮辱」，認為追尋超越的意義能讓生存本身變得豐富，而不僅是滿足於身體化或物質化的感受，如此才不愧走人世一遭。

或許這樣的想法並沒有錯。只是，當最基本的生存面臨挑戰時，我才又從遠方的意義，回到身體的原點，再度根本探問，究竟於我而言，生存的本領是什麼？或者，至少我還欠缺的本領是什麼？

我心知肚明，還能有餘力思考這個可能在別人眼裡顯得無謂之事，是因為我並沒有真的被剝奪了生存的機會，我不過是一度以為自己貼近了那個關頭，而有此一想。然而，正是在那個一度以為的時空中，我如同演習似地，彷彿被送回生存的本壘，才有機會在生命的中場時便得以回望自己：之前，為了跑壘，我究竟跑到哪裡去了？

✽ ✽ ✽

就從生活的根本瑣事說起吧。最直接來說，在忙碌的都市生活中，每日三餐這回事，似乎變成主要與舌頭和腸胃有關。但其實，飲食首先該是與手、以及味覺、嗅覺、視覺等腦部認知有關的創造性活動，然而，我們多把這些身體勞動的部分分包出去了。

也許，烹飪較少被看成「身體技藝」，但我的身心歷程讓我以為，如果沒有對於（自己的或他人的）身體的關注、沒有出自於身體（胃口或修復）的渴望、沒有發揮身體肌肉和五感技能的意願，應該不可能主動練就烹調技藝。如此，烹調理當被視為重要的身體技藝。

尋常日子，不會煮飯的人，若住在都會區，好吃的外食選擇太多，不至於構成生存障礙。但是，「吃飯皇帝大」對於病人而言，真是不能隨便敷衍的硬道理。化療病人對於食物衛生和營養的需求，比一般人有所講究。我曾多年吃素，就是因為難以克服烹調葷食的心理障礙，這下便成了大問題。化療病人要靠吃素來補充高蛋白營養，挑戰可不小。這是為何不少素食者在接受化療時不得不開葷之故，不然，得耗費很多心力補充高蛋白，或者使用昂貴的營養劑或營養品。

化療有多耗身體能量呢？我沒有量化概念，只有身體經驗。記得，第一回化療藥物注射後，我的體重很快就減少兩、三公斤。聽聞不少人掉落更多，而且可能持續掉落。我算幸運，也很努力，之後便能維持住，沒再減輕，甚至可說簡直落至標準體重。

說到這兒，我想起和母親的有趣對話。我得知自己生病之前的一、兩個月，某天在廚房裡看著母親煮飯時，問母親：「我最近是不是胖好多啊？」

母親向來善於類比，似乎想安慰我，話卻說得引人發噱：「剛過完冬天啊。動物過冬，都要長膘，才能抵抗疾病。妳年紀也不小了，有點肥肉是好的，這樣生病才有抵抗力。」

我繼續問母親：「可是衣服都快穿不下了，好緊耶。」

母親瞟了我一眼，很誠懇地說道：「這樣就好。但是不要再下去了，……再少一點也好。」

當時我覺得好想笑，也很感謝母親對女兒身材的接納。沒想到不久後，母親的「肥肉」道理就應證了，果然是老人家的智慧。

因為化療很耗能量，所以護理師要求住院病人每天早上都要量體重並回報。記得每次要站上體重器時，我都先對自己連喊三次「加油」，祈禱不要掉體重。要是難得看見數字小有回升，那種喜悅之情堪比幫家畜和小孩秤重。

維持體重，是為了保有應付治療的體力，飲食就成為化療病人的生活大事。我便是如此當回事，把食物當藥物，把吃飯當工作。

化療的副作用很多，常見的如食慾不振、口腔黏膜破損、腸胃蠕動減緩、脹氣便祕等，這些不舒服都會影響胃口和食量，所以我很認真「執行」吃飯。

我吃進去的肉食比例相當高，尤其是被視為優質高蛋白的牛肉。但是，體重卻沒增加，僅能維持不掉落。我的活動量如此低，吃進去的高蛋白都到哪兒去了呢？我的形容是：都去當子彈了。身體配合藥物抗癌和自我修復，都得靠營養。

好多年前吧，我在南京和一群醫師用餐，我的食量本就不大，那回吃飯，我很快就飽足了，放下碗筷。

突然，一位醫師問我：「劉老師，妳餓過嗎？」

我回說：「長期的飢餓沒有，但餓一餐、兩餐是有的。」

那位醫師沉思了一下說：「難怪妳吃那麼少。」

我長年在貧困地區工作或從事田野研究，自然明白那位醫師的意思。我心疼曾長期餓過的人，那是我以前未曾體會過的苦。治療期間，當我的身體如此渴求優質蛋白，也是一種特殊情境下的深層飢餓了，我再也不敢輕忽烹飪的重要性。

治療期間，我最喜歡看著別人做事、嘻樂，尤其喜歡看著小孩玩耍、鳥兒飛來飛去、還有老師和親友幫我做飯。因為自己的生活好像停滯了，光是旁觀別人如常的過日子，那種與生活的連結都能帶給我平靜感受。

後來，透過彭婉如基金會的協助，終於找到善良的彤姊每日幫我烹煮後，我甚至一度覺得好像回到童年般的溫馨。小時候，母親在廚房做飯，我總喜歡站在一旁看，有時母親會從炒菜鍋裡夾一塊肉解我的饞，我幫忙端菜上桌時也會趁機捏菜吃，那種搶先品嚐美味的快樂貫穿了我離家前的記憶。

以前的我，太過仰賴母親的食物，且因長年在艱困地區水裡來火裡去的，對於其他食物雖然也樂於享用，卻並不講究。康復後的我，雖然仍不太會烹調肉食，但至少已逐漸朝往解決方向，開始留意找到方便、衛生又營養的門道。

讓我重新學習新生存能力的，就是彤姊和我慢慢認識的婆婆媽媽鄰居們。原本，許多關於挑選、採購和處理食物的善知識都與我無緣。但常被戲稱為地表最強生物的「歐巴桑」，樂心且善於照顧人，讓我這個無能的異類歐巴桑也轉向進化中。跟她們相處，我就像進入了一個新天地。

✲ ✲ ✲

某天，飯後散步時我和一位「歐巴桑」邊走邊聊，聽我提起治療時因為住得偏遠又還不認識鄰居，一度找不到人幫忙煮飯，她的直接反應是：「那怎麼不找里長呢？」

她的話宛如一記當頭棒喝，令我啞口無言，內心卻大喊：「對啊！虧我還是做社會研究的哩，從沒想過啊。」

後來，我跟好幾位學界友人提起這段對話時，所有人的反應都和我一樣，「對喔，從沒想過耶。」

生活在大都會中，儘管我們擁有不少所謂的社會資本，卻多忽略了古諺「遠親不如近鄰」的真諦，也只將里長這號人物當作政府基層行政的代理人或選舉候選人，或是研究訪問對象，卻忘了在自己的日常生活中，里長也可能扮演的傳統鄰里「賢達」諮詢角色。

這些一再讓我恍然大悟的生活片段，協助我逐漸釐清了自己到底身在何處。

再度，身為醫療人類學者的我，發現再熟悉不過的身體理論概念，如實呼應了自己的經歷。此時以身為度的體會，和過往以理念為先而來的理解，感受大不同。

一九八七年，著名的美國醫療人類學者謝普－休斯（Nancy Scheper-Hughes）和洛克（Margaret Lock），共同發表的一篇論文〈覺知的身體〉（The Mindful Body），影響力極大。他們將身體分成三層概念來分析，即個人身體、社會身體和身體政治。簡單說，個人身體就是以生物性身體為主的概念，社會身體就是受到文化涵化或社會教化影響的象徵性表現（例如，飲食文化、穿衣習慣、言行舉止的規範等），身體政治則是強調身體規訓和權力機制的生命政治（例如，受到生物醫學、政治經濟等結構性主導權力影響的人口治理、軍事訓練、醫療管理等）。這三層身體概念都會展現在個體之上，所以一定有所交集重疊，但將概念區分，有助於分析理解個人在某種情境之下，最顯著或最受影響的狀態。

生命的常態發展過程，是從自我個體開始，逐漸由家人、社會、世界向外連結，但在連結的過程中，每個人自身位置的停留點何在，端看各人的理解和追求會走多遠。然而，即使走得很遠，在某些生命的節點都可能轉折回頭；而到了生命倒數期間，必然只能完完全全與自己獨處了。

那時，終將獨自面對的，可能是碼表滴答即將到底時的歸零恐慌，也可以是生命盡興走完一遭的圓滿歸去。人為何追尋信仰？正是因為渴求終極的陪伴，好走過那或許是度秒如年的時刻。

是在這樣關於生死界線的主動思考中，我才真正明白，生命至少該有一半的重心，要放在與自我的連結上。不過，這裡說的自我，不是自戀、自利、自私的獨大我，而是認識自我生命的明白清醒。

一向自以為獨立也樂於獨處的我，此時才驚覺，從小在父親教誨下要以國家和社會的公共性為重，父親的身教還強調公私分明，我卻在認真追求身體政治的理解、看透社會身體的過程中，逐漸因「公」而疏忽了「私」，與個人身體的內在自我連結斷訊而不察。

治療期間，我對自己所處的身體政治與社會身體狀態心知肚明，冷暖自知也並不恐慌。但這些過於公共性的傾向，讓我太過理性，常忘了要疼惜自己。

如今說來好笑，我曾被三位菜鳥住院和實習醫師聯手在我的右頸接上靜脈導管，他們手拙一再失敗，後來只好陸續加打兩劑痲藥，重新來過，前後耗時約四十分鐘。我很佩服自己的忍受度，動也不動地讓他們整。我也曾被菜鳥實習護理師抽血失敗，雖然我從小就不怕打針，但那一回要抽很多血，我刻意轉頭不看，把手臂交給護理師，沒想到整了很久都不好，而且比尋常的抽血疼痛許多，於是轉頭了解，卻看見下臂血流不止，嚇了一跳脫口而出：「怎麼會這樣？」一旁指導的護理師囁嚅地不知要如何回應我。

這些在醫療體制中的常見現象，把醫療訓練、資源分配和病人身體等放在其中來看，都是廣義的身體政治。此時遇上這些，我都告訴自己，沒有鍛鍊，養成不了專業醫護人員，這是沒辦法的事。我因理解而來的耐痛度非常高。只希望他們拿我這樣還算相對年輕的病人鍛鍊就罷，過於老弱虛殘的患者，祈禱不要交到菜鳥天兵的手上才好。

猶記得移除人工血管時，只是局部麻醉的我依然清醒，躺在手術台上聽著年輕醫師和護理師聊天說笑，他們在說哪位外科教授都親自上刀、哪位都叫學生操刀等等，還說那位總是親自上刀示範給學生看的教授抱持的理由是：「要好好教他們，不然哪天落在他們手裡就糟了！」手術中的我得忍住才沒有抖動大笑。

運氣特別好時，只要遇上溫暖細心體貼化療病人的護理師，我就會積極地上網填寫病人回饋單，在我的小世界裡實踐「不因善小而不為」。在辛苦的體制中，良善的醫療人員也需要病人的良好互動回應。

關於社會身體，我最有感的是一般人對於癌症的刻板印象，前面幾章曾提過不少，遇見那些社會反應，儘管不一定好受，但也多能理解並盡量釋懷。

沒想到，讓我倍感挑戰、也最難過的關卡，卻是離自我最近的個人身體。

重視完整健康福祉的人都知道，身心是一體的，而不是笛卡兒式的二元對立存在。不論在學術討論或日常生活中，我都一直這樣認為。但是，直到開始治療後，我才真正體會到，「一體」與「二元」的差別，其實也並非如一或二的字面差異那麼的清晰。

據說，個體的英文 individual，源自於拉丁文 individuus，in 是指「非、不」，dividuus 是指「可分割」，連在一起的意思就是，包含了身心靈的「個體」是「不可分割的」。

我終於明白，理解的重點應是：一與二是連續和疊加的關係，而不是區隔的獨立關係。也就是說，打破身心二元對立的思考，重點不在於將身心看作是缺乏各自獨立存在的剛性整體。經歷一場身心風暴後，我的理解重點轉變為，身與心都得分別被善待，它們才能真正地融合，超越所謂的二元對立。2＝1＋1。

＊＊＊

還有哪些重要的生存本領？即使沒有生過重病，新冠疫情期間因隔離或足不出戶的人，對此大哉問可能也都稍有感觸了吧。

治療中我以為最療癒的事，就是那種獨自一人可做、有點重複性、不需傷太多腦筋、又帶點動感的活動。想像一下，平常寂寥時刻「打地鼠」遊戲帶來的片刻鬆弛感，也能讓顯得停滯的時間流動得快一點。而大半年的化療有待打發的時間，可不只是片段，找到與自己相處的療癒方法就更為重要了。

當我感到手腳無聊時，常想到一位太魯閣族的 Yata（對阿姨或長輩的稱呼）。

有一回，我跟著泰雅族的朋友回家拜訪他七十多歲的母親，她是太魯閣族的織女，手工紡織的布非常優雅美麗，我很喜歡，蒐藏過兩件。那回見到Yata，她正忙裡忙外地整理從田裡帶回家的各種蔬菜和植物，還教我如何搓弄苧麻好編成織布用的線繩。我要辭別前，Yata拿了一條還沒搓弄完全的新鮮苧麻讓我帶回去，對我說：「這給妳玩。」Yata的漢語說得很好，她使用「玩」這個字，令我印象深刻。

Yata說的沒錯，那真的就是玩耍。編織不僅能打發時間，還能讓人感受平靜。如果我會玩手工，治療期間，我應該就不至於無聊，且能安心。

二〇二一年的奧運，因為疫情之故，全球觀眾集體線上看到了英國跳水冠軍湯姆·戴利（Tom Daley）在賽場一旁打毛線。他為了讓自己冷靜而編織。當我看到那個轉播畫面，不禁笑了出來，深感共鳴。

打毛線不只有利於心情平靜，也有助於化療病人的復健。化療藥物會傷害軟組織，筋骨常受影響。治療後期，我的手掌一度無法完全握拳。我有位朋友治療多年後，手掌依然無法握拳，他就靠著打毛線鍛鍊手指的靈活度，醫師也要他不要停止鍛鍊。

打毛線、編織等手腳的鍛鍊對於身心的修復，具有神奇的效應。玩音樂和跳舞也具有這樣的功能。然而，治療期間，這些本領我全都不會，僅稍微體會過跳舞帶來的慰藉。有一天，我運動到一半就因疲累和無聊而放棄，我突然想跳舞，渴望讓音樂帶領我，但是我不會。老師竟然就帶著我跳和緩的社交舞。原來，那是他那個世代多數人在學生時期都會的身體技能，到了我這個世代已非如此了。從來沒跳過社交舞的我，連基本舞步都不會，但老師帶著我緩緩地跳著，因為有節奏感，又很緩慢，我覺得有趣，不會無聊，就慢慢地跟著跳，還微微地流點汗。那次的經驗讓我體會到跳舞的好處。

我本來就喜歡聽音樂，但並不會玩樂器，只會吹口琴，但此時的我無力吹奏。生病之前，我曾將一台風琴送給慈善團體，儘管我並不真的會彈奏，但治療期間，我非常想念可以發出美好聲音的自娛樂器。手中無樂器，無法動手，我最多只能動耳朵聽音樂。

某天，我正在聽喜歡的一位創作歌手的音樂時，正在煮飯的彤姊，突然從廚房走出來對我說：「妳聽的音樂都不是很快樂的耶，那樣聽了不是心情更不好嗎？」我才意識到，我聽的音樂和我書架上的書籍很類似，都是質感很佳、但理念或思慮可能顯得沉重的作品。彤姊看不下去了。

隔天，彤姊帶來一個存入很多歌曲的音樂撥放器，就像卡拉ＯＫ似的，包羅萬象。她要我改聽她喜歡的歌曲。我順從地收下了那個玩具，它陪伴了我一個多月的時間，確實療癒了我。我尤其喜歡聽現場演唱會錄音，歌手在演唱會裡跟聽眾說了什麼話，我都聽到滾瓜爛熟，因為那讓我覺得很有生活互動感。

人聲是最好的陪伴。但需要陪伴時，果然要善選聲音的類型，而不是以為有聲音就好。這是書上沒教的事，反而是有著多年照顧工作經驗的彤姊，點醒了我，並給予最直接的協助。

關於聲音，我還想到另一則趣事。治療期間，我最喜歡聽偶爾在樓下空地玩耍的兩名小小孩和保母的對話。那兩名可愛的孩子，天真活潑，童言童語，保母總是跟在後面追，時不時高聲提醒或引導。雖然我其實看不到他們，但常被他們的對話和玩耍聲逗笑。

康復後某日，我下樓時終於遇見他們，我第一次見到那兩個孩子，自覺對他們很熟了，便對他們微笑。兩個好奇寶寶立刻衝到我面前，嘰哩咕嚕地跟我說話和分享手中的玩具，保母立刻跑過來，很緊張地問我：「妳住這裡嗎？以前沒見過妳。」保母的反應，讓我想起久遠以前讀過的短篇小說〈一位陌生女子的來信〉(Brief einer Unbekannten)，雖然我的小奇遇比起那則驚悚故事歡喜多了。

為了打發時間，我知道不少病人很依賴追劇。我也偶爾看劇，但若是連續長時間追劇，也許心暫時找個地方擱著了，卻很傷眼耗神，不一定適合重症病人。

就這樣，在治療後期的困頓中，我看見自己與身體長期獨處時的無能。只是，儘管明白了，在我積極學會身體的新技能之前，我又摸索了大半年的時間。

＊　＊　＊

從生病到治療、從治療到康復，一段一段的摸索路程，心情也是一個階段、一個階段地隨之變化。

治療進入末期，眼看免疫力與體力都可望回升時，我的腦子裡又浮現另一種不知所措的念頭。治療期間，我就是將自己交給醫療人員，由他們照顧我的身體，我樂於遵從醫囑，耐煩地配合清潔指示。但是，當治療即將告一段落，當我不再需要注射藥物、也不用繼續服藥後，那我該如何照顧自己？保健的方法是什麼？

我竟然不知道怎麼辦。

生病時聽醫生的話，治療完後要聽誰的話呢？

記得剛開始化療時，一位對於癌症見多識廣的朋友來看我，她說：「半年治療、兩年康復、五年畢業。」

當時，我其實並不懂「兩年康復」具體是什麼意思？當療程終於要結束前，我曾天真地以為，我很快就會「康復」了。真的進入康復期後，我才終於理解朋友說的「兩年康復」是什麼意思。

我還有待跨越的，不是一條線，而是一大段時間。

康復，只能慢慢來。《紅樓夢》第五十二回說到的俗諺：「病來如山倒，病去如抽絲。」堪稱一語道盡普世人類的重病心得。

治療的最後一個月，由於期待已久的「重返」生活將至，我幾乎是立刻脫離沮喪憂鬱，非常期待重新探索、超越既有的身體方法限制。然而，我也才開始明白，治療結束並不是「重返」過去，而只是「進入」康復階段。更重要的是，最好不要回到過去的生活，而是要「重新」開始。

我的身體經驗和許多癌症患者一樣，一旦停止注射化療藥物，體力恢復得很快，好心情的復甦更是迅速。但同時，化療的副作用和大半年缺乏充分運動造成的筋骨問題加在一起，讓康復初期的我，經歷不少與治療期間不太一樣的疼痛問題。

長話短說。長達一年的康復過程中，我不知耗費多少時間金錢、挨了多少止痛或抽血檢查的針頭，幾乎各種想得到的治療者都嘗試過，就差沒找上乩童或靈媒而已。在漫長的自我修復時，我感到最深層的幫助，在外力方面，便是復健醫師和專業物理治療師的協助；而自救之道，則是學習與身體技能有關的各種運動。

很多病人都會買書來看，醫院的藥房、書店不乏各種太極、氣功、瑜珈、養生、營養之類的書籍，大多很暢銷，因為病人想自救。病人的錢很好賺，就和美容保養品一樣，買這類書籍就像是買了個希望。只是，就我所知，不少人都是買了後就擱在一旁。我沒買過這類書籍，但朋友曾寄來給我看，我幾乎都是翻閱後就擱下。我的感想是，如果不曾學習過或有人直接指導，很難光看指南就可以搞清楚身體，何況可能還涉及穴位或筋骨等精準眉角或禁忌。

從小到大，除了少數專業外，我們的學校教育極為缺乏關於身體的復健知識，而這卻是成年後的各類勞動者都亟需的常識。「久病成良醫」的俗諺一針見血，說明靠的正是疼痛、醫療與被人復健的實際經驗，並非翻一翻書本就可自行練成「良醫」。總得要有相應的基礎，看書也才能知道要理。如果是和我一樣缺乏基本認識的人，與其只是看書，也許不如尋找健身和瑜珈教練、物理治療師或中醫師等熟悉身體康復和修練的專業者，由他們來提點較安全且有效。至少，我的切身體會讓我有此感想。此外，疫情後陸續出現許多身體鍛鍊的線上教學，各式程度的都有，可以嘗試先從專業者提供的免費課程開始跟著做。

進入康復期半年內，我先是重拾了瑜珈、太極等曾經做過但未曾持續的運動。重新來過，也從中獲得新的感覺。當我逐漸恢復對身體的深刻覺知，我就愈玩愈多元，愈喜歡嘗鮮。第一次練習陰瑜珈這種練身也練心的方法時，耳朵貼地，感覺自己身體的微調變化，以往未曾留意過的身體幸福感緩緩流入感官。我還學會了跳舞，把它當成一種主要不靠腦子記憶，而是由身體記憶的技藝時，那種把自己交給身體的鬆弛感，真是全新的體會。

一年多後，我又學習了拳擊有氧、唱京劇。當世界遇上新冠大疫，眾人配合封鎖留在家中時，我完全沒有任何的抗拒，一來是因為我已經「自我隔離」過了，無需心理調適，二來是我已經學到不少身體的技藝，不會再讓自己無聊了。

如今，我已從重大傷病中「畢業」，雖然仍不會打毛線，但逐漸學會植栽和其他的小手藝，甚至以熱情擁抱的心情學習拉二胡。可能是透過各種身體技能的開發所帶來的良好身心感受，我覺得自己在治療期間落入低潮時發現的生存弱點，康復後似乎逐漸都有被彌補的跡象了。

✽ ✽ ✽

從結果回望來時路，如今，我已真切感受到生命進入另一個象限。這是經歷過幽谷之行後，靠著醫療和親友的協助，以及自己的韌性，才終於跨越困頓階段、逐漸探索創造出來的新生活。

要能「重構生活」，打開知覺的新方法或新本領，不必然是固定的。人各有偏好與緣分，重點在於要有照護和探索自我身體的意願。

以前的我，知覺清楚，努力對外連結；如今的我，知覺清楚但更多元，也更為重視與自我的內在連結。甚至，除了身心的開發外，我也想要感受靈性，但不是仰賴玄學迷信話語的那種靈性。從康復到重生的路途中，植物是協助我感受靈性的關鍵媒介。

化療期間，醫囑避免接觸植物，是最令我難過的經驗之一。也許正因如此，康復後的我，尤其渴望植物和自然。所以，我搬遷的新居，便選中了以山林為鄰，與苦楝相伴。

我想向植物學習。

從隱喻來說，我覺得自己生病前後的生命風格變化，彷彿有如從不停移動的活潑動物，轉變為看似靜止實則低調展現生命韌性的植物。

在我們的身體中，也許遠古時早已埋下基因，只要遇見植物，我們就能感到欣喜沉穩，覺得生存有望。康復後我才知道，其實仍有一些相對安全的小型植物，例如用殺菌新土培育的左手香等耐旱、容易生長的室內植物，它們的堅韌與明顯可期的成長，可能做為化療病人的好陪伴。我從朋友手中接下他摘給我的兩片左手香葉，它的穩定成長帶給我的心情回報，遠遠超過我對它的照顧。光是看著植物，對人的心裡就有舒緩放鬆的效果，這是為何病房外若有合適的花園供病人散步，那就是最好的療養處所了。

從來，當人們定居後，最直覺的安排，不就是將植物引入住家範圍、室內，或在陽台、花園種上植物嗎？從小，我對父親那一代人的印象就是種植花草樹木。他們被迫遠離家鄉遷移來台，剛開始的移民生活非常艱辛，但只要有個角落小花圃、一方小院子，幾乎家家都種滿植物。我最喜歡的童年記憶之一，就是半夜被父親搖醒，叫孩子們起來觀賞難得的「曇花一現」。我還記得自己睡眼惺忪地等待曇花綻放，婆婆跟孫兒們說起她老家的曇花，鄰居伯伯也來湊熱鬧。

植物安居了，人們也才能安居。

父親的名中有槐，而我為英華之後，木生草是我們的親子排序。父親的字號中有個「植」字，他過世後，我借用這個字，給自己取了個筆名寫稿。植物於我，一向包含了我對父親的思念、以及關於生命韌性的印象。也是另一種緣分吧，老師的名中有「樹」，我們的新居綠樹成蔭。

我也想學會植物擁有的示弱的美德，那種軟弱，實則是在放下與堅韌之間合宜調整的自由自在。試想，固著一地的植物，無論風吹日曬雨淋動物蹂躪等外力侵擾，看似逃不了，如何度過這等艱困呢？原來，植物的生存本領多得很，它們會隨著需要倒下、屈居、倚靠、暫停，擁有展現軟弱的彈性和自在。順勢倒下，但不是永遠趴下，恢復生氣時就昂揚再起，甚至可能低調但頑強地擴張生命的視野，真是天地間毫無絕對所謂的生命哲學家，充分發揮了示弱與堅韌兼具的美德。

每日早晨我拉開窗簾，看著新居窗前那兩棵苦楝樹，它們生長的地盤根基並不寬廣，但仍努力拉高自己，好擁有充足的陽光。儘管它們並不十分壯碩，但依然葉蒼翠、花燦爛，自在安穩，成為藍鵲一家子的最愛，也是我的生活良伴與榜樣，更是母親和我的回憶樹。

每回，母親和我肩並肩地站在窗前看樹，她都立刻指認：「這是苦樹，它的籽很苦。」然後就會憶起小時候居住的鄉間有很多苦樹，小孩都撿拾苦楝子當彈珠玩耍。母親對樹的記憶猶在，她也喜歡這兩棵苦楝。而母親對苦楝的記憶，從此也融入了我與母親相處的回憶。苦楝成了我想母親時的一個連結。

＊　＊　＊

生病與康復都有階段變化，何況漫長的人生。關卡難免，過關需要的不只是信心，更要耐心。

治療末期某天，難得回台的二姊陪我去醫院。那天我自覺狀況不錯，就想自行開車出門，二姊卻勸我不要急。那時的我，還沒真的學會示弱的美德，一旦感覺稍好，便迫不急待想重拾主導生活節奏的方向盤。然而，身體的修復，委實急不得。

我衷心擁抱從「康復」到自重病「畢業」這一段生存技能的學習之旅，不僅修復了疾病和治療副作用，更連帶地將舊有生活中的其他痼疾徹底檢視與逐一修復，讓我更加認識且有能力傾聽身心的訊息。就此意義而言，身體著實是最飽富耐性與期許的「老師」，切實教會了我何謂生命與生活。

我現在是這樣定義自己與身體的新舊關係。以前年輕有活力的我，似乎把身體當成工具，即使有運動，也是以鍛鍊為主要目的，餵飽它、清潔它、檢查它、修復它，卻並未真的學會如何保養它、安撫它、欣賞它、平等待它，以它自身為目的。如今的我，把身體當成小孩。小孩絕不該成為工具，而是最需耐心與照護。

「小孩」這個隱喻，不僅適用於我與自己身體的新關係，也適用於母親和她自己、我們與母親之間的新照護關係。

有回散步經過一片竹林，母親隨手摘下一片竹葉，三兩下就摺出一隻蚱蜢給大家看，臉上還浮現孩童玩耍的表情，令我讚嘆不已。母親和那位太魯閣 Yata 一樣，她們的手與腦都很會玩植物。

家人陪母親散步時，母親就跟個孩子一樣，雙手難得空無一物，經常隨手撿拾地上哪家孩子遺漏的玩具或小球、被風吹落的花朵。看見掉在地上的新鮮東西，母親總是撿起來把玩，不介意清潔、衛生、形象，就是玩。

我搬進新居後，姪子帶母親來找我，兩個高帥男大學生左右牽著身形迷你的奶奶，母親的雙手搖啊搖。我對母親說：「兩個孫子帶妳出來玩耶，好幸福的阿嬤啊。」

母親微笑點頭：「很幸福啊，以前的辛苦值得了啊。」

看著母親，我覺得她軟綿綿似的，彷彿一團毛茸茸的寵物，自我收斂得像個孩子一樣，完全活在當下。同時，母親的感知又宛如安居植物的根系，默默地五感全開，與親人的連結不靠表面的言語和理解彰顯，內裡卻綿密紮實，因而得以讓自己穩當安頓於每個當下，度過晚年的生命衝擊。

而我至此也才明白，在這樣時刻裡的母親，如同堅韌的樹木。在經歷長年的風霜後，那種彷彿失去了自我軌跡的認知、卻又能自我安頓、甚至仍能與家人平和相處的狀態，不禁讓我想到泰國著名的禪師阿姜．查（Ajahn Chah Subhaddo）的《森林裡的一棵樹》（*A Tree in a Forest*）。這位南傳佛教大師的開示譬喻，還被編唱為一首可愛的歌：

森林裡的一棵樹，
有葉子，有花，有果實。

鳥兒來覓食，蜂兒來築巢，
小松鼠在葉子下睡覺。
清晨、黃昏、颳風、下雨，
森林裡的一棵樹，
不需要知道自己是一棵樹。

宛如一棵樹的啟示。母親即使認知經常錯亂，記憶時時迷失，病症確實每況愈下，但她的身心感受表現卻不一定直接和惡化的病況成正比。有些莫名的奇妙因素，可能源於母親的內在，也可能來自外在，或內外交會，讓母親不一定需要保有明確的認知和記憶，也能安心自在地和家人在一起，微笑。

母親在此生命階段的狀態，有如植物對我的療癒啟蒙。新生後我的身體觀，更在意回歸個體，並以不同於以往的方式和心情向外連結。我從外放型的身體觀，逐漸學習植物對外連結的隱性特質。表面上看似不動，實際上五感張開，低調但敏銳的探索環境，重視與我所在之地的連結。

母親正走向人生圓滿的目標，家人的陪伴是讓母親的生命旅程得以慢慢畫成一個圓的主要支點；至於我，期待中場修整告成後，帶著既有的學習收穫，繼續走向另一個半圈，安頓自己的身心智靈，成全生命的圓滿。

Chapter 08
第八章

生命的失憶與記憶

小美

一大早，小美坐在客廳裡，等待兒子起床，小美有話要跟他說。日曆寫著今天是週末，她體貼兒子平日上班的辛勞，讓他補眠，忍著不敲門叫人。小美覺得等了好久，終於聽到開門聲，立即轉頭看。「媽，妳起來了啊？」兒子跟母親打招呼。

小美積了一肚子的困惑，眼睛傳達出欲言又止的神色。兒子對母親的表情向來敏感，問道：「怎麼了？」

小美用眼神招來兒子，低聲說道：「昨天晚上，有一個女人睡在你床上。」

兒子怔了幾秒後笑說：「那是我老婆啊！」

小美一臉驚訝：「你老婆？你結婚了啊？」

兒子鎮定地說：「我沒結婚，哪來的家家和洋洋？」

小美不曾忘記孫子，兒子的回應點中了她對時間順序的邏輯破綻。小美自覺矛盾，佯裝沒這回事，默不吭聲。

過了幾天，小美和媳婦兩人在家喝下午茶，聊著聊著，小美突然對媳婦說：「妳跟我孫子的媽媽長得很像。」過一會兒又說：「妳跟我一個朋友長得很像，她住在南部。」

媳婦思忖婆婆可能想到自己的妹妹，便問：「是不是叫做妍妍？」小美很驚喜地說：「對！就是妍妍，就有那麼巧，妳也認識？」小美繼續拼湊不同時空的記憶片段，一再推出不同版本的拼圖結果，因為她並不記得自己說過的話。婆媳倆就這樣一搭一唱地聊下去。媳婦覺得好笑，心想晚上要跟家人說說婆婆的笑話。

又過了幾天，小美突然對兒子說：「你不老實，跟別的女人在一起。你爸爸都不會這樣，你不老實。」兒子有些怔忡不安，感慨母親的狀況又退步了，最近一再出現認不得媳婦的情況。小美還數落兒子：「你故意找一個跟家家、洋洋的媽媽很像的女人，你以為這樣別人就不會發現。但是我眼睛很厲害，看得出來，你騙不了我！」

兒子又擔心又想笑，鎮定地反問母親：「她就是我老婆啊，不然妳說家家、洋洋的媽媽在哪裡？」換小美愣住了，她覺察自己被推到一個破綻跟前，難以自圓其說，便顧左右而言他不予理會，轉頭丟下一句：「不跟你講！」

此時，孫子從房間走出來，笑問阿嬤：「她不是妳媳婦，那我是怎麼生出來的？」

小美露出狡黠的眼神低聲跟孫子說道：「我是逗他們的。」自覺矛盾卻不想被看穿的小美，又給自己找了個台階安然下台。

每隔一段時間，小美的腦子就可能被某個念頭占據好一陣子，經常繞著那個念頭打轉，講出顛三倒四的時空與人事記憶，並摻合了她自忖的解釋，攪得家人一頭霧水，小美最為依賴的兒子尤其首當其衝面對母親的每日好幾問。小美的執念來得突然，也消失得突然，情緒跟念頭倏忽變化。

小美失憶的症狀會發生在哪些人事物上，完全不可預期。某個週末上午，小美又坐在客廳等待兒子帶她出門。兒子起床後，小美立刻說：「小華搬新家，我都沒有去過她那裡，我們去吧！」

兒子笑回：「上個禮拜才去了，怎麼沒去過？」

小美認真地反駁：「沒有，她都沒有請我，我都不知道她結婚了。」

兒子回應：「她跟誰結婚？」

小美又認真矛盾地反問：「她結婚了？什麼時候的事我都不知道？」

兒子暗地嘆氣自己簡直像在帶小孩似的，無奈地看著母親，微笑不語。兒子的微笑讓小美意識到自己可能又糊塗了，對著兒子笑得歉然無邪，沒一會兒又突然問起：「她是跟哪個老師結婚？」就這樣，母子倆就在鬼打牆般的對話中，出門去找小華了。

到了小華家，小美眼神逡巡了屋子一圈，問女兒：「妳一個人住這麼大的房子不怕啊？」

小華知道母親又健忘了，便要小美陪她去陽台曬衣服，換個空間好轉移話題。小美順從地陪著女兒在陽台做事，仰頭看見剛晾起的衣服，又問小華：「妳怎麼穿男人的褲子啊？」小美邊說邊掩嘴偷笑。

小華知道母親又忘記了自己剛成家，笑著對母親吐舌頭，沒有回話。

小美的眼神仍盯著被風吹動的衣服，笑得合不攏嘴，又對小華說：「妳穿男人的褲子，不男不女，……妳是鴛鴦人啊？」小華被母親的反應逗得哈哈大笑。小美把一分為二的陰陽，想為成雙合一的鴛鴦，一與二的意象和語言連結，在小美的大腦漩渦裡團團轉。

小美又退步了，卻宛如正在學習描述世界的孩童一般，樂於鍛鍊類比和語言表述，看到什麼、想到什麼就脫口而出。小華瞄見母親仍在偷笑，心想：母親對外在世界的互動反應直接明確，既讓家人感到別生趣味，也令家人敏感於營造安全溫暖的環境有多麼重要。不解世事的幼童需要被保護，表面上歷經風霜、反應上卻已常難解世事的長者，也需要被保護。

小華

催眠治療的精神醫師邀請小華上台示範。小華從未期待過被催眠，原本想去的是另一場戲劇治療的活動。但因這位精神醫師是身為醫療人類學學會理事長的小華邀請來主持年會工作坊的，小華覺得自己應該參加，以表現主辦人的禮節。沒想到現場一時無人主動上台，小華也只有摸摸鼻子當個好主人，配合精神醫師的活動需求。

精神醫師要小華坐在他對面，問她為何來參加催眠治療工作坊。小華不好意思說明自己其實是基於禮節，只好隨與所至地回答自己對於催眠的狹隘想像：「我也想要有自我催眠的能力。」

精神醫師又問：「妳為什麼想要自我催眠？」

小華又隨口回答：「我覺得自己太理性，都沒辦法自我催眠。會自我催眠的人好像很快樂。」說到這裡，觀眾笑了，小華自己也覺得好笑。

精神醫師又追問：「妳為什麼覺得自己太理性？」

小華再度基於禮節不想敷衍，腦子開始快速地自我分析，可能的理由一層一層地被掀了起來，她覺得一言難盡，也不想一直耽溺在自己的身上，唯恐占據工作坊的時間太久，意欲快刀斬亂麻，脫口而出一句結論：「都是我父親害的啦。」

小華中計了，精神醫師最擅於抓住家庭關係的蛛絲馬跡。接下來，精神醫師掌控全局，小華仍然基於禮節不好意思直接起身退出活動，只好放下自我，隨波逐流，心想：「就認了吧，無所謂。」

精神醫師感覺到小華的配合誠意，繼續逼進探索：「我在妳身上可以看見妳父親，妳很想念他吧？」

小華心裡喊道：「媽呀，這樣講誰招架得住啊？」還沒張口回應，眼淚就流了下來。

精神醫師要小華選一張椅子，想像父親坐在那張椅子上，問小華想把那張椅子放到哪裡。小華繼續中計，將椅子拉到身旁，想像父親和自己肩並肩坐著，眼淚又流了下來。

這不是小華想像的催眠治療，因為她不但沒睡著，還被迫一直清醒回憶。小華的理性企圖掌控，詢問精神醫師：「一直講我的事不好意思，浪費大家的時間。」

醫師轉頭鄭重詢問觀眾：「有嗎？有人覺得浪費大家的時間嗎？」眾人搖頭，小華甚至聽到啜泣聲。

基於禮節，小華只好又繼續配合。精神醫師依然挖向小華的記憶深處，活動發展完全在預料之外，但既然已經坐在那裡了，她放棄掙扎。就這樣一來一往的對話，小華在流淚中經歷了一場與父親的不期而遇。

小華的回憶緩慢流出。父親是名極為正直有骨氣的軍人，他的家教與身教對小華的影響太深。小華記得童年時，吉普車接送父親上下班，車子會行經小華就讀的學校，但小華從未搭過父親的便車上學。父親對她說：「那車是公家接我上班的，不是帶妳上學的。」幼時父親經常不在家，返家時，用餐前，小華都要先背誦牆上掛著的兩幅書法文章才能吃飯。一篇是〈朱柏廬治家格言〉，至今小華仍能毫不思索地流暢背出。另一篇是文天祥的〈正氣歌〉，至今欲背誦時，小華仍會被老一代人的氣節所感動。小華就是這樣被養大的。

精神醫師說：「妳父親公私分明，很正直。」小華點頭，眼淚撲簌，哽咽難言。

「妳是一個很棒的人，妳現在可以告訴妳父親，說妳很好，請他放心，妳可以讓他離去了。妳想跟他說什麼話嗎？」精神醫師準備收尾了，小華明白。但父親突然蒞臨心中，小華一時不捨為了想快速結束活動而愕然驅趕父親的意象，於是仍飽富情感地說：「我希望他好好的，不要惦記我們，但我不會想要忘記他。」在口罩掩護下，小華努力抿嘴不哭。

精神醫師最後是如何放過她的，小華已記不得了，只記得觀眾席上傳來的啜泣聲，所有人都不預期地走過了一場自我記憶的催眠旅程。

活動隔天，小華從衣櫃中翻出一條老式大棉被，十幾年沒用過這條三十多年前的厚重棉被了。不論小華搬到哪裡，這條棉被就跟著她到哪裡，總是占據很大的儲藏空間。這是父親留下來的，被套還是父親縫製的。小華清晰記得那個畫面，父親把棉被和被套攤在清潔過的地板上，將花色棉布放置在白色被套正中央，一針一針地縫製而成。幼時小華對於被套的認識都是這個樣式，到朋友家玩才訝異地發現原來別人家的棉被套是整個花色都一樣，但多是大花，而不似父親被套中的花布一般秀氣雅緻。

「我想把爸留下的棉被扔了。」小華在手機群組中向兄姊宣告。但她仍捨不得盡數丟擲，留下父親縫製的輕薄被套，僅放手沉重的被胎。

只是，大棉被還是被擱在地上好幾天，最後還是別人看不下去了，在小華面前將它五花大綁，拎出門時還一再向小華確認：「我拿出去囉？」小華靜默地點點頭，轉身回房，打開衣櫃，盯著那片空蕩，有點悵然，又有點輕鬆，思忖道：「這空間可以放多少東西了啊？」

在記憶跟前，生命無疑是一場經歷、遺忘與重構的奇遇，以及與之的和解和自圓其說。

靠著記憶，以及記憶發展過程中的意義和情緒，我們逐漸長成現在的樣子，不論究竟是否看清、喜歡自己的樣貌。

當記憶顯得恍惚或漸次褪去，我們好像失去了自我。為了重建自我認同，又開始重構記憶，以應對當下的困惑與慌張。

不論是失憶或憶起，都是一再的回憶排列組合，以及對於記憶碎片的取捨感受，靠的是熟悉的情緒與邏輯，而非客觀的記憶。

當失憶主導記憶的模式，亟欲重組的回憶矛盾重重、破綻百出時，情緒和理性不一定得以協助我們自圓其說，反而可能會讓我們恐慌與自棄。在這樣的時刻，放下、示弱、投降，或者如同母親一般的玩笑耍賴，卻有機會讓人暫時穩妥下台，宛若一種處境上的自圓其說，自安人也安。

母親和我彷彿都經歷了一種催眠。在這個催眠過程中，我們進入了模擬性的經驗，但在此刻之外，真實的生活情節仍繼續上演。只是，身歷其境中正與記憶對話的我對此了然於心，而被混亂記憶催眠的母親卻不一定知道，但母親身邊的家人都明白且配合。

數年來，母親已活在自己的失憶與記憶重組中，時而混亂，時而自我催眠或被催眠有效，即使重構的記憶有所矛盾或偶現恐慌，靠著家人的照護和母親的自我韌性，母親也還能展現賴皮對抗或將自己交託家人的本領。

而我，仍然沒學會自我催眠的本事。但莫名經歷一場催眠治療的示範後，意識到，原來我的疾病回憶也好似一場催眠。在書寫回憶時，我彷彿置身事外地看著自己回望過去的生活，重返那段疾病經驗，又從那個中介階段裡蛻變出來。經歷這樣一場以書寫回憶為催眠媒介的過程後，我甘願放下了某些記憶，學習自重返中輕盈歸於當下，卻無須忘卻情緒感受。這是否也算一種失憶與記憶的催眠效應？

✻ ✻ ✻

二〇二三年春節前十天，大嫂在家人群組中突然公告：「今年沒有梅乾扣肉吃了！媽早上把昨天曬的梅乾菜全都收起來，我們今天找了很久都沒有找到。」正在上班上課的家人見信，笑鬧懊惱一齊來。前年，除夕團圓飯前幾天母親收起來的一大包筍乾，至今仍不見蹤影，沒人想得出來母親究竟能把它藏到哪裡。

母親早已糊里糊塗，卻仍日日慣性地勤快收拾，把東西搬來運去，家中物品經常因而消失。二〇二三年春節的糖果瓜子盒，除夕當天家人沒留意時，母親又把它收起了，家人只好一碗一碗地裝著過年零嘴，碗較大，於是裝得更多，家人也就更努力地過節放假啃零食。

這一年小年夜，哥和大嫂出門購物時，母親的症狀又突然浮現，打電話向大姊告狀：「妳這個弟弟不老實，妳爸爸都不會這樣，妳弟弟跟別的女人出去了。」掛上電話，母親也一再對孫子叨念自己的兒子。孫子邊笑邊傳訊息給父母：「奶奶又發作了，趕快把我的新媽媽帶回來喔。」

母親腦中時空混亂的頻率愈來愈高，冷熱飢飽的神經感受力愈見遲鈍，經常忘了自己尚未洗澡，卻堅持已洗過了不肯去洗；明明空腹已久，卻堅持才剛用過餐而不肯飲食，直到血糖又出問題，家人連哄帶騙地才肯吃點東西；寒流來襲依然穿得輕薄，手腳冰冷卻不肯多穿保暖，直到量血壓看見數字飆高才肯配合穿衣；偶爾還陷入困惑，思忖自己為何身在這裡？從哪裡來？甚至在日間打包物品，彬彬有禮地向大嫂致謝，表示自己打擾許久，要搭火車「回大陸」或回彰化娘家了，將父親和自己的故鄉融成一團說不清的鄉愁記憶。

二〇二三年，母親開始常在日間嚷著「要回家」。那樣的念頭出現時，母親認不得大嫂，也認不得眼前的家，卻又熟悉地遊走在家中，蒐集她掛念的物品，整理成大包小包的行李，準備「回家」。此時，大嫂就會在家人群組進行現場報導，母親通常也心平氣和地配合拍照，好讓大嫂報導，偶爾還擺出微笑姿勢。家人就會在群組裡提供意見，像是：「問她票買好了嗎？」「問她要回哪個家？」「跟媽說，等我回去，買好票再跟她一起去搭火車。」七嘴八舌的，有憂心也有嬉鬧，家人想方設法盡量讓母親不需跨出門就能解除一時執念。

偶爾，母親的小孫子在大學裡下課後，也會回家陪伴看顧奶奶。這時他便可能帶著瞬間極度偏執的母親騎上摩托車，拎著行囊出門兜兜風，晃一圈後再繞回家門前時，母親就以為她剛出門玩回來了。時空轉換的遊戲，偶爾能起作用。

然而，經常囿於當下記憶與情緒而不免傷身的母親，並非完全不明白自己的困境，母親對我說：「我常想我剛才吃了嗎？怎麼連自己有沒有吃飯都不曉得？我現在什麼都記不得，只有靠肚子餓才知道自己有沒有吃飯，就跟嬰兒和動物一樣！」

母親的餓飽冷熱神經敏感度下降，家人因此得更提高警覺、更有耐心想法子誘導母親穿衣吃飯。

光是洗澡，母親就有不少的記憶重組失誤。母親洗澡前，常在家人不注意時，跑去把熱水器的溫度轉高。家人認為，那是因為母親想到的是舊時的熱水器，那種洗澡前才要打開點火的老舊款式。物換星移，母親記得往昔洗澡前的那個必要動作，今日卻成了把溫度調得很高的危險動作。因此，母親洗澡時，家人都得去檢查熱水器，以免她被燙傷。

曾有一回，母親想洗澡時，突然在廚房裡東翻西找，詢問大嫂有沒有看見一個很大很大的鍋子，令大嫂一頭霧水。後來家人以為，母親是在尋找子女幼年時她幫我們燒洗澡水的那口大鍋子。

母親的很多想法、動作、話語都飽富生命的痕跡，是記憶的重組，並非只是單純的胡鬧、找麻煩、無厘頭、虛構記憶。

甚至，失憶也可能有詩意。就像二〇二三年春節，母親忘記染過髮，以為黑髮就這樣莫名地長了出來，來我住處玩時，還對著電梯中的鏡子自顧自地說著：「我頭上長了好多黑鬍子。」母親重複說著「頭上長了鬍子」，頗有幼童顧影自得之味，令我不禁笑出聲，也對母親語言記憶的連結閃失效果讚嘆不已。

母親就和所有被判定失智症的老人一樣，甚至和諸多認知受損的病人一樣，他們也許表面上看不出明顯傷病，但都存有隱性的認知功能障礙，需要家人的耐心理解、猜測和包容，好陪著失憶者一同走進腦筋急轉彎和記憶捉迷藏的世界。

在那個認知迷宮裡，有挫折哀傷，偶爾也不乏歡樂。

他們也需要社會的基本理解，被友善對待和協助，才能盡量地讓他們在困惑時仍願意走出家門，而不至於因總是迎來他人的不耐煩、甚至恐懼的眼神，而退回內向的封閉之中。

＊＊＊

這本與生病、康復和記憶有關的絮語書，橫跨了五回春節。這是一段家人與母親合力度過挑戰與關係新生的五年，也是我從重病中畢業新生的五年。

如果書寫是一種和解，那於我而言，最重要的應是我與某個深刻遺憾的和解。

在書中，雖然我也書寫了自己，但令我思索最多的關注，其實是母親。我對於母親在失智症初期最為混亂不安時，我卻大多缺席陪伴，感到生命的愧疚和遺憾。或許正因如此，即使當我回顧自己的疾病康復歷程，幾乎也難離在母親與自我之間顧盼流轉。

母親宛若一個映照自我的重要她者；而母親與我的生命連結，又讓她我之別的界限並不截然，允許我存有理解母親感受的可能。

我和母親都與自己的某種面相和記憶告別。我們彷彿都回到某個生活的原點，然後又從原點出發，帶著新的心情和姿態，與自己和他人互動。

我們都因生病而經歷了生命的減法。若換一個角度看「失去」，「去蕪存菁」後，留下來的是對我們真正重要的或我們珍惜的。由此再往前走的生命之途，也許，並非生命的減法，而是在觀點與認知改變後，重新體會生命的加法過程，思考「當下的我想要的是什麼?為何重要?」的那種意義加法。

母親常說出對自己感到懊惱的難受話，顯然處境令她不開心；然而，家人卻也認為，病後的母親變得比較輕鬆可愛。如果沒有特別負面的情緒發作時，母親的當下反應就是存在於她眼角和嘴角的那一抹笑容，那是真心誠意的開心才能流露出來的俏皮歡喜。

家人最致力於維護的，就是母親的心情和笑容，更勝於母親的各種檢驗指數。

像是，母親的糖尿病愈來愈不易控制。當母親歡喜和家人在一起時，不讓她吃特定食物，她的臉色會失望得立即塌下；讓她自得其樂地吃，體重和血糖都會飆高。但家人借助藥物的效果，盡可能地不約束母親，讓她開心吃。家人日日在心情和風險之間來回拿捏，經常交流討論，謹慎留意但且看且走。好心情與生活品質就是家人對於母親生活目標的共識。

在第一章中，我曾叩問：「什麼樣的生命方法，有機會讓母親在解脫前得以超越煎熬，享受某種新生呢？」

行文至此，也許方法總結便是如此。全家都和母親一起上船了，不讓母親在汪洋中獨自迷航。

經歷了風風雨雨、酸甜苦辣的各種艱難，家人和母親仍繼續走向不確定的前方，努力活在當下，珍惜彼此相伴的美好時刻。不論我是否確實探知母親是否已然找到跨越的方法，但至少，母親不再如同失智症初期那麼的無助與孤單了。

全家一齊攜手度過邊界，而不是在認知的渡口，只有母親在那岸，我們在這岸。

不論是失憶或記憶，甚至生命本身，彷彿一段認知旅程。

至於我，經歷一場身心難關後，形塑了我在生病之前與之後的不同追求和心態。我仍然肯定且感激以前的自己，並重拾樂於閱讀架上書籍的意願和熱忱；但由於看見了舊有自己的不足，從生命的中場修整走出後，更加喜歡且持續感激現在的自己。珍惜心情和追求自在，就是我的新生活目標。

生活就是不停的選擇、平衡、面對、放下與釋然。

經歷苦痛掙扎後的生命，不論這個苦痛是源於疾病或其他因素，甚至是因見證或參與他人的苦痛，也許都能從中體會到，在生老病死苦面前，過於強調對抗、勇敢、英雄化的生命經驗和敘事，或欲英雄化苦痛的倖存者，不見得是有益之舉。那樣的心態和目標，容易讓困頓取走我們的自我感受與平心靜氣。

因著母親和我各自獨行又並行的這段疾病歷程，我最落地的體會是，生命最好的安排並非英雄化的高昂、並非對抗康健與病弱的黑白界線。

更可能的美好安排是，在盡力付出、珍惜、安頓、堅持、超越的正直良善中，接納困頓與歸零的時刻，學習對生命示弱，將克服苦痛與病弱的絕對企圖，轉化為體驗探索和療癒的意願，或許方得放下的能力與安心自在。

寫到這裡時，正值二〇二三年的元宵夜。一花一草報平安*，一字一句願平安。

* 宋朝辛棄疾的詞句，出自〈木蘭花慢〉。

Epilogue
後記

回憶的現在與未來

書寫於我，彷彿尾大不掉的習慣。習慣得以維繫，需要動念和因緣際會。歡喜於新生活的我，原本並不想以書寫回顧疾病流光。然而，我原有世界的朋友，似乎總能找到舊有的我的罩門，呼喚我重拾這個舊習慣。

朋友說，同時身為病人、家屬及醫療人類學者的我，擁有特殊的觀點，能夠提供難得的疾病經驗敘事與分析，可以陪伴病人和關心病人的親友，也有助於一般人貼近、理解疾病處境。

「陪伴」和「理解」這幾個字，打動了我。身歷其境中，我深切明白它們的艱難與重要。

關於癌症，一般對它的認識即使較久，仍常見不必要的誤解或誇張反應；關於常被稱為失智症的阿茲海默症，一般的單向刻板反應，更令我有感。

現實中，如同癌症等重症一樣，失智症也不是只有一種樣貌、一個階段、一類處境而已。

然而，經常，從電視、廣播、網路、書籍中見聞的失智症描述或家屬反應，多讓我感到難受。難受不只是因為能夠理解那種處境的艱難，更是因為在見聞的描述中所傳遞的「恐懼」、「驚訝」、「慌亂」、「嫌惡」等感受，彷彿「恐嚇」高齡社會中人，「這個恐怖疾病就在你身邊」。常見描述或報導者以拉高的語調、加重的語氣、凸顯的驚悚情節，傳達幾乎全為負面、極端的現象，有時甚至似是而非的資訊。

每每見聞那樣的言論或文字，都令我感到非常難過。「失智症」不僅又是一種令人多所誤解、被貼上負面標籤的常見疾病，更易讓社會把已常飽受偏見的「老年」想得更為難堪。

誠然，「失智」絕非好事，如同所有的疫疾一樣。但是，對於不少重大疫疾，世人也常能在不得已的病況中，看見另一種生命的體會與思考。

失智症，何嘗不也應如此呢？只是，這樣的思考，必須是由非失智症者，也就是失智症者身邊的人，才能做得到。

就此而論，失智症真是一種攸關關係的特殊疾病。如果非失智症者能夠不受限於驚悚的刻板反應，也許，失智症者便有機會超越只有刻板行為的反應。因著互動關係之別，同一種疫疾也可能讓病人表現出不同的情緒和行為樣貌。

這正是我書寫此書最大的目的與感想。我確實在家人與母親的良好互動上，看見母親那些超越刻板印象的變化，以及家人自身的生命與關係更為圓熟。

所以，雖然母親很辛苦，家人照顧母親也很辛苦，我卻不欲過度聚焦放大那樣的時刻。我不願摹寫驚嚇之語，也並非美化疾病歷程。我只但願將母親的晚年變化、母親與家人在默默之中的生命衝突和調整、以及我在刻板印象的疾病之外所看見的生命與關係熟成，把那些低吟美好的時刻記錄下來，為母親和家人留念，也與讀者分享。

於是，終究，在拖泥帶水、數度想投筆的心情中，慢慢地將母親與我特殊交集的一段生命，一字一字地種下。我的慢耕是否開墾出一畝花田，留給讀者判斷，但至少，我收穫了思索耕耘的平靜與感念。

＊ ＊ ＊

我還能恢復活力並重振心思以書寫，除了在文中一再提及感謝的家人和朋友外，從生病到康復過程中，最重要的協助者便是醫師們。我在台大醫院的血液腫瘤主治醫師姚明醫師是一路照顧的恩人，記得姚醫師的上午門診都提早一小時，八點就開始，但病人仍多到常近傍晚才看完，而姚醫師始終對病人溫和以待。他對病人的耐性與關注付出，令我點滴在心，我遇過姚醫師的病人對他全都感謝和讚嘆有加。另外在不同關鍵時刻照顧我一段的主治醫師，先要感謝胸腔外科的陳晉興醫師，我的身心能夠安頓，便是從他開始，他和姚醫師一樣，對我的幫助無疑是恩同再造，陳醫師造福的病人也是遍及全國，仁心仁術令人感佩至極。放射腫瘤部的郭頌鑫醫師，也是對病人極為友善溫厚並幽默以待的好醫師，這個部門每天要治療照顧的各種癌症病人超過三百名，但郭醫師竟然在我第一次報到糊塗迷路時，還能認出穿著病人服、戴著口罩和帽子的我，指點我下一步是要去哪一間。也許他已經習慣認得病人的方式，不靠臉而是整體，當然更需細心。是這三位好醫生讓我得以順利完成治療，走向康復。

還有其他的醫師，在我的治療和新生過程中都給予我溫暖及時的專業或友情協助。衷心感謝彭芳谷醫師、鄧昭芳醫師、李信謙醫師、李岡遠醫師、周銘坤醫師、吳佳璇醫師、吳永燦醫師、姚振文醫師、陳麒方醫師。陳禹成律師提供的協助，也銘記於心，在此一併致謝。

康復路上，遇見的貴人難以一一記下，但那些溫暖時刻，已形成有意義的生命記憶。

這本書會寫出來，也是諸多機緣的意外媒合。最關鍵的牽線人是郝明義先生，還有李清瑞總編輯和江灝主編。若非他們，縱使我有體力，也不易有後續發展。

老師和好友則是重要的啦啦隊，他們一再鼓勵並激發我的社會意識，不然我並不習慣書寫自己。

在此之前，我只想過、甚至很渴望書寫母親的故事。只是，母親生病初期我較少能見到她，所以我寫不出紀實文字。曾經，我一度提筆撰寫關於母親的小說。但後來，我發現自己對母親生命的認識著實不足，要寫成我心目中的小說，更為困難。於是，寫著寫著，我的想法就如同用罄的筆墨一般，停格於稿子的某一頁，擱下了。

就在這時，我遇見了郝先生和大塊的高手們。

二〇二一年郝先生為製作《當臺灣遇見疫情》的影片，邀我和他聊聊當時他為教宗方濟各（Jorge Mario Bergoglio）出版的新書《讓我們勇敢夢想：疫情危機中創造美好未來》（*Let Us Dream: The Path to a Better Future*）。之後，郝先生邀我撰寫一本從我的眼光看見社會的書。

那段期間，我因應時事寫就一些關於疫情的短文，之前也寫過不少散文雜文，覺得實在沒什麼好再寫的了，沒有頭緒便將此事放下。未料，郝先生盛情難卻，李總編和江主編還陪我聊天。於是，儘管我腸枯思竭，也只好努力胡思亂想。在一陣亂槍打鳥中，我提及才起了個頭的小說，關於母親的。

意念啟動，便是骨牌效應。在解釋我對書寫母親的渴望時，難免連動引出我自己的生病歷程。就這樣，在不預期的交談中定調的主題方向，就是關於母女同時罹患所謂世紀之症的共病歲月。我很意外，大塊的高手們很意外，郝先生也很意外。那時是二〇二二年三月初。

也許，他們沒想過我真的會完稿。但話已出口，我只好硬著頭皮著手寫。該年七月，我先交出四章初稿給高手試讀，確認了出版計畫。

沒想到，之後我就一路忙，寫得斷斷續續、磕磕絆絆的。甚至幾度想放棄，我本不習慣閱讀自我耽溺的書籍，也依然覺得書寫自己令我心虛，時常自問問人：「我的自言自語，誰要看啊？」

寫自己容易盲目，好在寫母親讓我感覺實在些。我不知這本書是否提供了什麼特別的想法，但應該至少分享了有助於病中之人和親友認識疾患與病人的可能想法。

本書書名《病非如此》，則是由有罕見疾病的朋友建宏下的標題。建宏是肌肉萎縮症的重度障礙者，一生皆病亦全身是病。他自詡調侃是生病的權威，卻是朋友們最為依賴的電腦和諸多常識專家，他常笑話我們這些學界中人不知怎麼生活的。其實，建宏有所不知的是，在他人眼裡，我們才不知他是如何生活得那麼精采的。病了，並非一定如何。此書由他閱後建議命名，別具感觸意義。

＊　＊　＊

想書寫母親的小說初衷，也許無能實現，但仍然影響了這本書的寫法。之所以想寫小說，正是因為我試圖要揣摩母親究竟在想什麼？我想知道她步入疾病之途中的感受？

但現實是，我並不真切地知道。母親口述表達的終究有限，但她經歷的一定很多很多。所以，每一章之初，我便嘗試以小說虛構的筆法寫母親和自己，嘗試貼近母親的心理。而我也只能藉由自己的生病經驗，企圖去映照貼近母親的經驗。

我對自我疾病的回望，便成為我嘗試理解母親如何走這一遭的認識回顧。

似乎，這是生平第一次，我如此渴望理解母親在想什麼、經歷了什麼。遺憾的是，我這樣的渴望是在母親生病之後才浮現；唯幸的是，母親還能自主活動表達，我還來得及些許把握住易逝的流光與回憶，還有機會將反思感受納入與母親的相處互動之中。

母親和我，以及家人，在生命的變奏中，不斷地嘗試定錨記憶的時空。正處於混亂之中的母親總想著自己在哪裡？我們也想著母親的心在哪裡？想著我們能陪伴母親游移到哪裡？想著我自己的身心要安放在哪裡？

母親經常打包行李要「回家」，甚至可能在家人沒留意時，自行出走。現實混沌，母親腦海中的家卻很清晰，指向她所懷念的自我與溫暖記憶。

家人常問母親，「你要回去的是怎樣的家？」「家裡有些什麼人？」母親的回答很穩定，「那個家好舒服，腦袋不會像現在。」「那個家裡，有先生、小叔、兩個媳婦、兒子女兒、一個老太太，還有一隻狗。」母親出走時，偶爾也帶上一個舊枕頭，說是要「給狗睡覺用」。母親要回去的那個家，就是我們小時候的家，我出生時的家。

我也願時光倒流。我仍留存最早對母親的記憶，是我躺坐娃娃椅裡，仰望母親的臉，母親的背景是被風吹動搖曳的樹梢，母親彷彿在對我說：「樹，搖啊搖啊。」那個記憶曾令我疑惑，我如何可能保留那麼幼小時的記憶？

好久好久以前，我曾和母親提起那個記憶，母親說她確實常把我帶去一棵樹下，於是很訝異地對我說：「妳那麼小，怎麼會記得？」任憑記憶是虛是實，無論如何，那個溫馨記憶已深植我心。

母親的經歷讓我明白，有些記憶的意義是如此深刻，疾病也不一定能將之褪去。我便祈願，一個小娃娃對於母親的最初美好記憶，將是未來仍繼續陪著我老去的記憶。

國家圖書館出版品預行編目 (CIP) 資料

病非如此：一位人類學家的母女共病絮語 / 劉紹華著 . -- 初版 . -- 臺北市：大塊文化出版股份有限公司 , 2023.08
面；　公分 . -- (Mark ; 186)
ISBN 978-626-7317-38-9（平裝）

1. 癌症　2. 失智症　3. 病人　4. 通俗作品

417.8　　112009016

LOCUS

LOCUS

LOCUS

LOCUS